全国普通高等中医药院校药学类"十二五"规划教材

U0741798

天然药物化学实验

（供药学、药物制剂、临床药学、制药工程及相关专业使用）

主　编　董小萍　罗永明

副主编　卢金清　黄　维

中国医药科技出版社

内 容 提 要

本书是全国普通高等中医药院校药学类"十二五"规划教材之一,依照教育部相关文件和精神,根据本专业教学要求和课程特点,结合《中国药典》和相关执业考试编写而成。全书共分成上下两篇。上篇为理论技能篇,系统地介绍了天然药物化学实验的基础知识、基本操作技能和基本操作方法。下篇为实验方法篇,按照天然药物化学实验体系分成天然药物化学实验各论、综合性与设计性实验。

本教材实用性强,主要供中医药院校药学类各专业使用,也可作为医药行业考试与培训的参考用书。

图书在版编目(CIP)数据

天然药物化学实验/董小萍,罗永明主编. —北京:中国医药科技出版社,2015.2
全国普通高等中医药院校药学类"十二五"规划教材
ISBN 978 - 7 - 5067 - 7120 - 7

Ⅰ. ①天… Ⅱ. ①董…②罗… Ⅲ. ①生物药 - 药物化学 - 化学实验 - 中医学院 - 教材
Ⅳ. ①R284 - 33

中国版本图书馆 CIP 数据核字(2015)第 021631 号

美术编辑 陈君杞
版式设计 郭小平

出版 中国医药科技出版社
地址 北京市海淀区文慧园北路甲 22 号
邮编 100082
电话 发行:010 - 62227427   邮购:010 - 62236938
网址 www.cmstp.com
规格 787×1092mm ¹⁄₁₆
印张 9
字数 184 千字
版次 2015 年 2 月第 1 版
印次 2015 年 2 月第 1 次印刷
印刷 北京市密东印刷有限公司
经销 全国各地新华书店
书号 ISBN 978 - 7 - 5067 - 7120 - 7
定价 **20.00 元**

本社图书如存在印装质量问题请与本社联系调换

全国普通高等中医药院校药学类"十二五"规划教材

编写委员会

主 任 委 员　彭　成（成都中医药大学）

副主任委员　朱　华（广西中医药大学）

　　　　　　曾　渝（海南医学院）

　　　　　　杨　明（江西中医药大学）

　　　　　　彭代银（安徽中医药大学）

　　　　　　刘　文（贵阳中医学院）

委　　　员　（按姓氏笔画排序）

　　　　　　王　建（成都中医药大学）

　　　　　　王诗源（山东中医药大学）

　　　　　　尹　华（浙江中医药大学）

　　　　　　邓　赟（成都中医药大学）

　　　　　　田景振（山东中医药大学）

　　　　　　刘友平（成都中医药大学）

　　　　　　刘幸平（南京中医药大学）

　　　　　　池玉梅（南京中医药大学）

　　　　　　许　军（江西中医药大学）

　　　　　　严　琳（河南大学药学院）

　　　　　　严铸云（成都中医药大学）

　　　　　　杜　弢（甘肃中医学院）

　　　　　　李小芳（成都中医药大学）

　　　　　　李　钦（河南大学药学院）

　　　　　　李　峰（山东中医药大学）

　　　　　　杨怀霞（河南中医学院）

　　　　　　杨武德（贵阳中医学院）

　　　　　　吴启南（南京中医药大学）

何　宁（天津中医药大学）

张　梅（成都中医药大学）

张　丽（南京中医药大学）

张师愚（天津中医药大学）

张永清（山东中医药大学）

陆兔林（南京中医药大学）

陈振江（湖北中医药大学）

陈建伟（南京中医药大学）

罗永明（江西中医药大学）

周长征（山东中医药大学）

周玖瑶（广州中医药大学）

郑里翔（江西中医药大学）

赵　骏（天津中医药大学）

胡昌江（成都中医药大学）

郭　力（成都中医药大学）

郭庆梅（山东中医药大学）

容　蓉（山东中医药大学）

巢建国（南京中医药大学）

康文艺（河南大学药学院）

傅超美（成都中医药大学）

彭　红（江西中医药大学）

董小萍（成都中医药大学）

蒋桂华（成都中医药大学）

韩　丽（成都中医药大学）

曾　南（成都中医药大学）

裴　瑾（成都中医药大学）

秘　书　长　王应泉

办　公　室　赵燕宜　浩云涛　何红梅　黄艳梅

本书编委会

主　编　董小萍　罗永明

副主编　卢金清　黄　维

编　者（以姓氏笔画排序）

王　薇　陕西中医学院

王先友　河南大学

王举涛　安徽中医药大学

邓雁如　天津中医药大学

卢金清　湖北中医药大学

付雪艳　宁夏医科大学

冯卫生　河南中医学院

皮文霞　南京中医药大学

刘　洋　北京中医药大学

吴锦忠　福建中医药大学

何　昱　浙江中医药大学

邹忠杰　广东药学院

张艳焱　贵阳中医学院

陈　杰　江西中医药大学

罗永明　江西中医药大学

周洪雷　山东中医药大学

原红霞　山西中医学院

郭　玫　甘肃中医学院

郭夫江　上海中医药大学

黄　维　成都中医药大学

董小萍　成都中医药大学

谭玉柱　成都中医药大学

出版说明

在国家大力推进医药卫生体制改革，健全公共安全体系，保障饮食用药安全的新形势下，为了更好地贯彻落实《国家中长期教育改革和发展规划纲要（2010–2020年）》和《国家药品安全"十二五"规划》，培养传承中医药文明，具备行业优势的复合型、创新型高等中医药院校药学类专业人才，在教育部、国家食品药品监督管理总局的领导下，中国医药科技出版社根据《教育部关于"十二五"普通高等教育本科教材建设的若干意见》，组织规划了全国普通高等中医药院校药学类"十二五"规划教材的建设。

为了做好本轮教材的建设工作，我社成立了"中国医药科技出版社高等医药教育教材工作专家委员会"，原卫生部副部长、国家食品药品监督管理局局长邵明立任主任委员，多位院士及专家任专家委员会委员。专家委员会根据前期全国范围调研的情况和各高等中医药院校的申报情况，结合国家最新药学标准要求，确定首轮建设科目，遴选各科主编，组建"全国普通高等中医药院校药学类'十二五'规划教材编写委员会"，全面指导和组织教材的建设，确保教材编写质量。

本轮教材建设，吸取了目前高等中医药教育发展成果，体现了涉药类学科的新进展、新方法、新标准；旨在构建具有行业特色、符合医药高等教育人才培养要求的教材建设模式，形成"政府指导、院校联办、出版社协办"的教材编写机制，最终打造我国普通高等中医药院校药学类核心教材、精品教材。

全套教材具有以下主要特点。

一、教材顺应当前教育改革形势，突出行业特色

教育改革，关键是更新教育理念，核心是改革人才培养体制，目的是提高人才培养水平。教材建设是高校教育的基础建设，发挥着提高人才培养质量的基础性作用。教育部《关于普通高等院校"十二五"规划教材建设的几点意见》中提出：教材建设以服务人才培养为目标，以提高教材质量为核心，以创新教材建设的体制机制为突破口，以实施教材精品战略、加强教材分类指导、完善教材评价选用制度为着力点。鼓励编写、出版适应不同类型高等学校教学需要的不同风格和特色的教材。而药学类高等教育的人才培养，有鲜明的行业特点，符合应用型人才培养的条件。编写具有行业特色的规划教材，有利于培养高素质应用型、复合型、创新型人才，是高等医药院校教学改革的体现，是贯彻落实《国家中长期教育改革和发展规划纲要（2010–2020年）》的体现。

二、教材编写树立精品意识，强化实践技能培养，体现中医药院校学科发展特色

本轮教材建设对课程体系进行科学设计，整体优化；根据新时期中医药教育改革现状，增加与高等中医药院校药学职业技能大赛配套的《中药传统技能》教材；结合药学应用型特点，同步编写与理论课配套的实验实训教材，独立建设《实验室安全与管理》教材。实现了基础学科与专业学科紧密衔接，主干课程与相关课程合理配置的目标；编写过程注重突出中医药院校特色，适当融入中医药文化及知识，满足21世纪复合型人才培养的需要。

参与教材编写的专家都以科学严谨的治学精神和认真负责的工作态度，以建设有特色的、教师易用、学生易学、教学互动、真正引领教学实践和改革的精品教材为目标，严把编写各个环节，确保教材建设精品质量。

三、坚持"三基五性三特定"的原则，与行业法规标准、执业标准有机结合

本套教材建设将应用型、复合型高等中医药院校药学类人才必需的基本知识、基本理论、基本技能作为教材建设的主体框架，将体现高等中医药教育教学所需的思想性、科学性、先进性、启发性、适用性作为教材建设灵魂，在教材内容上设立"要点导航、重点小结"模块对其加以明确；使"三基五性三特定"有机融合，相互渗透，贯穿教材编写始终，并且设立"知识拓展、药师考点"等模块，和执业药师资格考试、新版《药品生产质量管理规范》（GMP）、《药品经营管理质量规范》（GSP）紧密衔接，避免理论与实践脱节，教学与实际工作脱节。

四、创新教材呈现形式，促进高等中医药院校药学教育学习资源数字化

本轮教材建设注重数字多媒体技术，相关教材陆续建设课程网络资源，藉此实现教材富媒体化，促进高等中医药院校药学教育学习资源数字化，帮助院校及任课教师在MOOCs时代进行的教学改革，提高学生学习效果。前期建设中配有课件的科目可到中国医药科技出版社官网（www.cmstp.com）下载。

本套教材编写得到了教育部、国家食品药品监督管理总局和中国医药科技出版社全国高等医药教育教材工作专家委员会的相关领导、专家的大力支持和指导；得到了全国高等医药院校、部分医药企业、科研机构专家和教师的支持和积极参与，谨此，表示衷心地感谢！希望以教材建设为核心，为高等医药院校搭建长期的教学交流平台，对医药人才培养和教育教学改革产生积极的推动作用。同时精品教材的建设工作漫长而艰巨，希望各院校师生在教学过程中，及时提出宝贵的意见和建议，以便不断修订完善，更好地为药学教育事业发展和保障人民用药安全服务！

中国医药科技出版社

2014 年 7 月

全国普通高等中医药院校药学类
"十二五"规划教材书目

序号	教材名称	主编	单位
1	无机化学	杨怀霞	河南中医学院
		刘幸平	南京中医药大学
	无机化学实验	杨怀霞	河南中医学院
		刘幸平	南京中医药大学
	无机化学学习指导	杨怀霞	河南中医学院
		刘幸平	南京中医药大学
2	有机化学	赵骏	天津中医药大学
		杨武德	贵阳中医学院
	有机化学实验	赵骏	天津中医药大学
		杨武德	贵阳中医学院
	有机化学学习指导	赵骏	天津中医药大学
		杨武德	贵阳中医学院
3	分析化学	张梅	成都中医药大学
		池玉梅	南京中医药大学
	分析化学实验	池玉梅	南京中医药大学
4	仪器分析	容蓉	山东中医药大学
		邓赟	成都中医药大学
5	物理化学	张师愚	天津中医药大学
		夏厚林	成都中医药大学
	物理化学实验	张师愚	天津中医药大学
		陈振江	湖北中医药大学
6	生物化学	郑里翔	江西中医药大学
7	天然药物化学	董小萍	成都中医药大学
		罗永明	江西中医药大学
	天然药物化学实验	董小萍	成都中医药大学
		罗永明	江西中医药大学
8	药剂学	杨明	江西中医药大学
		李小芳	成都中医药大学
	药剂学实验	韩丽	成都中医药大学
9	药理学	曾南	成都中医药大学
		周玖瑶	广州中医药大学
	药理学实验	周玖瑶	广州中医药大学
		曾南	成都中医药大学
10	药事管理学	曾渝	海南医学院
		何宁	天津中医药大学
11	药物化学	许军	江西中医药大学
		严琳	河南大学
	药物化学实验	许军	江西中医药大学
		严琳	河南大学
12	药物分析	彭红	江西中医药大学
		文红梅	南京中医药大学

序号	教材名称	主编	单位
	药物分析实验	彭红	江西中医药大学
		吴虹	安徽中医药大学
13	中药化学	郭力	成都中医药大学
		康文艺	河南大学
	中药化学实验	郭力	成都中医药大学
		康文艺	河南大学
14	中药鉴定学	吴啟南	南京中医药大学
		朱华	广西中医药大学
	中药鉴定学实验	吴啟南	南京中医药大学
15	中药药剂学	傅超美	成都中医药大学
		刘文	贵阳中医学院
	中药药剂学实验	傅超美	成都中医药大学
		刘文	贵阳中医学院
16	中药分析学	张丽	南京中医药大学
		尹华	浙江中医药大学
	中药分析学实验	张丽	南京中医药大学
		尹华	浙江中医药大学
17	药用植物学	严铸云	成都中医药大学
		郭庆梅	山东中医药大学
18	生药学	李钦	河南大学
		陈建伟	南京中医药大学
19	中药栽培养殖学	张永清	山东中医药大学
		杜弢	甘肃中医学院
20	中药资源学	巢建国	南京中医药大学
		裴瑾	成都中医药大学
21	中药学	王建	成都中医药大学
		王诗源	山东中医药大学
22	制药工程原理与设备	周长征	山东中医药大学
	制药工程实训	周长征	山东中医药大学
23	中药炮制学	陆兔林	南京中医药大学
		胡昌江	成都中医药大学
	中药炮制学实验	陆兔林	南京中医药大学
		胡昌江	成都中医药大学
24	中药商品学	李峰	山东中医药大学
		蒋桂华	成都中医药大学
	中药商品学实验实训	李峰	山东中医药大学
		蒋桂华	成都中医药大学
25	中药药理学	彭成	成都中医药大学
		彭代银	安徽中医药大学
26	中药传统技能	田景振	山东中医药大学
27	实验室管理与安全	刘友平	成都中医药大学
28	理化基本技能训练	刘友平	成都中医药大学

前　言

　　本书是全国普通高等中医药院校药学类"十二五"规划教材之一《天然药物化学》的配套实验教材。本书在编写过程中采纳了历版同类实验教材的优点，在实验项目选择上充分吸收天然药物化学研究领域的最新研究成果，为具有中医药院校药学特色的应用型、实用型规划实验教材。

　　全书共分上下两篇。上篇理论技能篇包括三章，系统地介绍了天然药物化学实验的基础知识、基本操作技能和基本操作方法。下篇实验方法篇包括两章，重点遴选部分具有可操作性的，适合本科生提高实验技能的实验项目。实验项目重点介绍各类天然药物化学成分的理化性质、实验原理、提取分离流程以及常见的鉴定方法，并结合中医药院校的特点，内容上注意突出中医药特色，体现中药及其理论，提取分离、结构鉴定的研究实例主要列举常用的、重要的中药例子。第四章天然药物化学实验各论，以提取、分离和鉴定天然药物有效成分为重点，加强对学生操作技能的训练，并通过第五章综合性及设计性实验将天然药物化学基本知识与技能融会贯通。此外，在每一个实验项目中都设置有一定数量的思考复习题，有助于学生将理论知识与实践操作相结合，提高分析问题和解决问题的能力。

　　本教材的编写队伍由长期工作在教学、科研一线的多位教授、副教授组成，教材凝聚了全体编写人员的智慧，具体分工为：上篇由黄维、董小萍、谭玉柱编写；下篇第四章中实验一和实验二由张艳焱编写，实验三和实验四由付雪艳、皮文霞编写，实验五和实验六由卢金清、王薇编写，实验七和实验八由邹忠杰、原红霞编写，实验九和实验十由郭玫编写，实验十一由王举涛、陈杰编写，实验十二、实验十三和实验十四由吴锦忠、刘洋编写，综合性实验由周洪雷、郭夫江、王先友编写，设计性实验由冯卫生、邓雁如、何昱编写。

　　本书适用性强，可作为全国普通高等中医药院校药学类各专业本科生的教学用书，也可供研究生考试、医学相关专业及广大医药工作者参考。

在本书编写过程中，得到了各位编委和相关院校的大力支持，在此一并表示衷心的感谢！限于编者水平和能力，书中定有不当及谬误之处，敬请读者提出宝贵的意见，以便再版时修订提高。

编者
2014 年 10 月

CONTENTS

● 上篇 理论技能篇

● 下篇 实验方法篇

第五章　综合性及设计性实验 ／ 105

理论技能篇

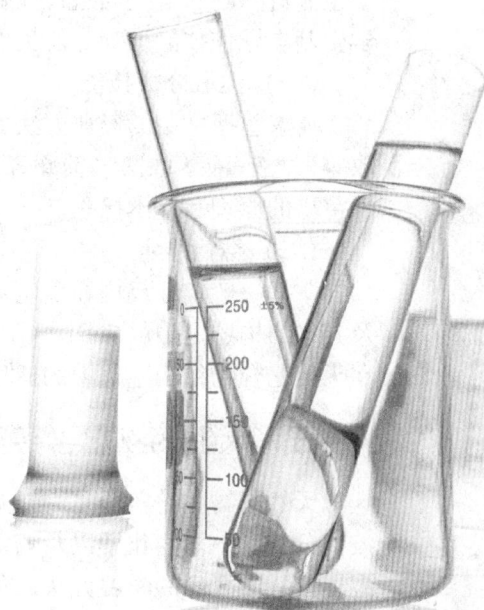

第一章 绪 论

天然药物化学是运用现代科学理论与方法研究天然产物化学成分的一门学科，其研究内容包括各类天然药物的化学成分（主要是生理活性成分或药效成分）的结构特点、物理化学性质、提取分离方法以及主要类型化学成分的结构鉴定等。随着科技的发展，天然药物化学的发展展现出蓬勃的生机，具有现代科学技术的药学研究人才将是推动天然药物化学发展的有生力量。

一、天然药物化学实验的内容

（一）常用的提取分离方法、色谱分离方法以及纯度判断和结构鉴定等

该部分主要使学生掌握相关的理论基础知识，为后期实验课程打下基础，该部分为本书实验教学的重点。

（二）各类型化合物的提取、分离、鉴定实验

此部分主要为实验实践课程，要求学生结合课本相关理论知识的学习以及相应实验操作技能对特定类型化合物进行分离提取及鉴定，培养学生实验操作能力，综合分析问题和解决问题的能力。

二、天然药物化学实验目的和任务

天然药物化学实验是天然药物化学课程的重要组成部分。其主要目的是：通过实验课使学生对相关理论知识的理解更加深入，掌握得更加牢固。通过实验课程，培养学生分析问题和解决问题及实践动手能力。在实验中，该课程的主要任务是要加强对学生基本操作技能的训练。天然药物化学实验要求学生掌握以下技能：

（一）提取分离技能

要求掌握常用的经典方法的原理及操作，包括液-固提取法（浸渍、渗漉、回流提取等）、液-液萃取法（简单萃取法、梯度萃取法等）、重结晶法等。掌握纸色谱、薄层色谱的原理和基本操作。

（二）结构鉴定

掌握一般定性反应在鉴定中的运用；掌握重要衍生物（乙酰化物等）的制备方法及其在结构鉴定中的应用；掌握现代波谱理论知识（红外、紫外、质谱、磁共振等）在天然化合物结构鉴定中的运用。

三、天然药物化学实验课程的学习方法

天然药物化学实验是一门融入了有机化学、分析化学、药用植物学、生物化学、波谱分析学、植物化学以及药物化学等多学科基础知识的实验课程。要学好该门课程，应运用科学合理的学习方法，包括以下几方面：

（一）实验前预习

实验前进行预习是做好实验的前提和保证。学生在实验前要认真阅读将要进行的实验相关内容，明确实验目的、原理、方法及实验中所涉及的操作流程。可做好预习笔记，记录实验的重点、难点和注意事项。

（二）实验操作过程

实验过程是培养学生独立思考和科研操作的重要环节。学生必须在充分预习的基础上，根据实验教材中所规定的方法、步骤和试剂用量，正确、规范地进行操作和使用仪器，仔细观察实验现象，准确记录实验原始数据。如发现实验现象异常，应仔细查找原因，必要时重做实验。在实验中遇到疑难问题时，可与指导老师讨论并解决问题。

（三）实验后总结

实验后的工作，包括分析实验现象、整理实验数据、讨论实验结果、思考并解决实验中出现的各种问题等，是科学实验的重要组成部分。这部分工作，特别是原始数据应如实认真地记录在实验报告中。实验报告是每次实验的概括和总结，必须严肃认真对待。

第二章 天然药物化学实验基础知识

第一节　实验室规则与实验须知

一、实验室规则

化学实验室是教学和科研的重要场所，严格的实验室准入制度和规范的实验室规则是实验室安全管理的有力保障。规则条款要具体细致、可操作性强，充分体现以人为本、生命第一的管理理念。

（一）坚持安全第一、预防为主的原则

建立严格的实验室准入机制，新进实验室人员，均须经过实验操作培训和安全教育后方能进实验室工作。实验人员首先应熟悉化学实验室安全制度和其他有关规章制度，掌握消防安全知识、化学危险品安全知识和化学实验的安全操作知识。

（二）规范实验室考勤，促进实验室开放管理

建立实验室考勤制度，实验过程中操作者不得擅自离开实验室，离开时必须有人代管。同时在保障正常实验教课基础上实行开放式实验室管理，从时间和空间上为学生提供更多的实践机会。

（三）确保安全，注意卫生

严格遵守实验室各项安全操作规程，严防火灾、爆炸、中毒等事故发生。对实验中可能出现的异常情况应有足够的防备措施如防爆、防火、防腐蚀、防泄露等。不得使用运行状态不正常的仪器设备进行实验。熟悉有关灭火器具体存放位置及使用方法。实验过程中要时刻保持工作区的整洁，妥善处理实验中产生的"三废"，严禁往下水道、垃圾道倾倒有机溶剂及有毒、有害废物。

（四）熟悉常用仪器设备的操作规程，按章操作，科学实验

严格按照实验要求规范操作、细致观察、独立思考、如实记录。特殊设备必须专人带教使用。设备使用完毕，应及时如实登记，并将其恢复使用前的状态。使用过程中如出现意外情况，应如实登记并及时向负责人报告。

（五）实验结束后要整理清洗所用设备用具，妥善保存

值日生要负责整理公用设备器材，打扫实验室卫生，检查水、电、气、门是否关好，经实验指导教师许可后方能离开实验室。

二、天然药物化学实验须知

天然药物化学实验周期长、使用有机溶剂品种多，用量较大，所用的药品多数是挥发性、易燃、有腐蚀性、刺激性，实验操作经常在加温、减压下进行，需要使用各种热源和电器，若操作不慎，易引起着火、触电、中毒、爆炸等事故。

（1）遵守实验室制度，维护实验室安全，不违章操作，打开门窗和通风设备，保持室内空气流通；实验室各种溶剂和药品严禁敞口存放，所有挥发性和有气味物质应密封保存。严防爆炸、着火、中毒、触电、漏水等事故的发生。

（2）严禁在实验室直接用明火加热有机溶剂，需使用明火时，实验台周围不得放置易燃有机溶剂。不得在烘箱内存放、干燥、烘焙有机物。

（3）废溶剂严禁倒入污物缸，应倒入回收瓶内再集中处理。燃着的或阴燃的火柴梗不得乱丢，应放在表面皿中，实验结束后一并投入废物缸。

（4）使用氧气钢瓶时，不得让氧气大量溢入室内。在含氧量约 25% 的大气中，物质燃烧所需的温度要比在空气中低得多，且燃烧剧烈，不易扑灭。

（5）实验前作好预习，明确实验内容，了解实验的基本原理和方法。实验开始前应检查仪器是否完整，装置是否正确，检查合格后方可开始实验。实验过程应养成及时记录的习惯。凡是观察到的现象和结果均应如实记录。

（6）任何药品不能触及皮肤，不准用手抓取，不能直接闻味，不得入口尝试；未经允许，各类药品不得随意掺和或研磨，以免产生有害气体或发生爆炸。

（7）回流或加热时，液体量不能超过瓶容量的 2/3，冷却装置要确保能达到被冷却物质的沸点以下；旋转蒸发时，不应超过瓶容积的 1/2，同时注意检查冷凝水是否通畅，装置不得密闭，接收有机溶剂时不得使用广口仪器。在进行减压操作时，必须使用安全瓶，清楚操作程序，以免造成回水事故。

（8）各实验室应该备有沙箱、灭火器和石棉布，必须明确何种情况用何种方法灭火，熟练使用灭火器。

（9）使用玻璃仪器时，要轻拿轻放，以免破损造成伤害。各实验室应有治疗割伤、烫伤、酸、碱、溴等腐蚀损伤的常规药品，清楚如何进行急救。

（10）增强环保意识，不乱排放有害药品、液体、气体污染环境；严格按规定放置、使用和报废各类钢瓶及加压装置。

（11）实验时要做到整齐、清洁，节约用水、用电、药用试剂。用过的仪器要及时清洗并收入仪器柜内，保持仪器、桌面、地面整洁。公用仪器及药品用完后立即返还原处，破损仪器应填写破损报告单。

（12）使用挥发性试剂或喷显色剂时，应在窗口或通风橱内操作，不慎溅在桌面上的化学药品必须立即清除。

（13）采取学生轮流值日，每次实验完毕，值日生负责整理公用仪器、药品，将实验台、地面打扫干净，倒清废物缸，查看水、电和门窗是否关闭，经指导教师检查后方可离去。

第二节　实验室安全及事故处理

在各种化学实验的过程中要接触一些易燃、易爆、有毒、有害、有腐蚀性药品，且经常使用水、气、火、电等，存在诸如爆炸、着火、中毒、灼伤、割伤、触电等安全隐患。意外事故的发生常会给我们带来严重的人身伤害和财产损失。这就要求我们掌握相关的实验室安全知识以及事故发生时的应急处理常识，尽可能地减少和避免实验室里安全事故的发生，即使在发生紧急事故时，也能够不慌不乱、从容镇定，把伤害和损失减少到最小程度。

一、实验室用电安全

（一）手上有水或潮湿请勿接触电器用品或电器设备；严禁使用水槽旁的电器插座。

（二）电源的裸露部分都应有绝缘装置，电器插座请勿接太多插头，以免超负荷引起火灾。

（三）实验室内的用电线路和配电盘、板、箱、柜等装置及线路系统中的各种开关、插座、插头等均应经常保持完好可用状态，熔断装置所用的熔丝必须与线路允许的容量相匹配，严禁用其他导线替代。已损坏的接头、插座、插头或绝缘不良的电线应及时更换。

（四）大功率实验设备用电必须使用专线，严禁与照明线共用，谨防因超负荷用电着火。

（五）对实验室内可能产生静电的部位、装置要心中有数，要有明确标记和警示，对其可能造成的危害要有妥善的预防措施；如电器设备无接地设施，请勿使用，以免触电。

（六）必须先接好线路再插上电源，实验结束时，必须先切断电源再拆线路。

（七）如遇人触电，应切断电源后再行处理。

二、防范实验室着火

（一）常用消防灭火器具

化学实验室常用以下灭火器具，一般不用水灭火。这是因为水能和一些药品（如钠）发生剧烈反应，用水灭火时会引起更大的火灾甚至爆炸，反而扩大火场。

1. 沙箱 将干燥沙子贮于容器中备用，灭火时，将沙子撒在着火处。干沙对金属起火的扑救特别安全有效，适用于不能用水扑救的燃烧，但对火势很猛，面积很大的火焰欠佳。平时经常保持沙箱干燥，切勿将火柴梗、玻管、纸屑等杂物随手丢入其中。

2. 石墨粉 当钾、钠或锂着火时，不能用水、泡沫灭火器等灭火，可用石墨粉扑灭。

3. 二氧化碳灭火器 是化学实验室最常使用和最安全的一种灭火器。使用时，一手提灭火器，一手握在喷 CO_2 的喇叭筒的把手上，打开开关，即有 CO_2 喷出。应注意，喇叭筒上的温度会随着喷出的 CO_2 气压的骤降而骤降，故手不能握在喇叭筒上，否则手会严重冻伤。CO_2 无毒害，使用后干净无污染，特别适用于油脂和电器起火，但不能用于扑灭金属着火。

4. 泡沫灭火器 由 $NaHCO_3$ 与 $Al_2(SO_4)_3$ 溶液作用产生 $Al(OH)_3$ 和 CO_2 泡沫，灭火时泡沫把燃烧物质包住，与空气隔绝而灭火。因泡沫能导电，不能用于电器着火。且灭火后的污染严重，使火场清理工作麻烦，故一般非大火时不用它。

（二）实验室灭火方法

燃烧必须同时具备三个条件，即可燃物、助燃物、点火源。因此，只要能消除燃烧条件中的任何一个条件，燃烧就会终止。实验中一旦发生了火灾切不可惊慌失措，应保持镇静。首先要切断热源、电源，把附近的可燃物品移走，再针对燃烧物的性质采取适当的灭火措施。

1. 在可燃液体燃着时，应立即拿开着火区域内的一切可燃物质，防止扩大燃烧。若着火面积较小，可用抹布、湿布、铁片或沙土覆盖，隔绝空气使之熄灭。如对在容器中（如烧杯、烧瓶等）发生的局部小火，可用石棉网、表面皿等盖灭，但覆盖时要轻，避免碰坏或打翻盛有易燃溶剂的玻璃器皿，导致更多的溶剂流出而再着火。

2. 汽油、乙醚、甲苯等有机溶剂在桌面或地面上蔓延燃烧时，不得用水冲，否则反而会扩大燃烧面积，可撒上细沙或用灭火毯扑灭。酒精等可溶于水的液体着火时，可用水灭火。

3. 对钠、钾等金属着火，通常用干燥细沙或石墨粉覆盖。严禁用水、二氧化碳灭火器。

4. 若衣服着火，切勿慌张奔跑，以免风助火势。化纤织物最好立即脱掉。一般小火可用湿抹布、灭火毯等包裹使火熄灭。若火势较大，可就近用水龙头浇灭。必要时可就地卧倒打滚，一方面防止火焰烧向头部，另外在地上压住着火处，使其熄火。

5. 在反应过程中，若因冲料、渗漏、油浴着火等引起反应体系着火时，情况比较危险，处理不当会加重火势。扑救时必须谨防冷水溅在着火处的玻璃仪器上，必须谨防灭火器材击破玻璃仪器，造成严重的泄漏而扩大火势。有效的扑灭方法是用几层灭火毯包住着火部位，隔绝空气使其熄灭，必要时在灭火毯上撒些细沙。若仍不奏效，必须使用灭火器，由火场的周围逐渐向中心处扑灭。

三、防范实验室爆炸

（一）避免随便混合化学药品。氧化剂和还原剂的混合物在受热、摩擦或撞击时易发生爆炸。如镁粉-重铬酸铵、浓硫酸-高锰酸钾、镁粉-硫磺等。

（二）避免在密闭体系中进行蒸馏、回流等加热操作。在做高压或减压实验时，未使用防护屏或戴防护面罩。

（三）禁止在加压或减压实验中使用不耐压的玻璃仪器，注意气体钢瓶减压阀失灵。

（四）避免易燃易爆气体如氢气、乙炔等气体、煤气和有机蒸气等大量逸入空气，引起爆燃。

（五）谨慎使用一些本身容易爆炸的化合物，如硝酸盐类、硝酸酯类、三碘化氮、芳香族多硝基化合物、乙炔及其重金属盐、重氮盐、叠氮化物、有机过氧化物（如过氧乙醚和过氧酸）等，受热或被敲击时会爆炸。

四、实验室中毒和化学灼伤防范

（一）化学药品的毒性

化学药品的危险性除了易燃易爆外，还在于它们具有腐蚀性、刺激性、毒性，特别是致癌性。使用不慎会造成中毒或化学灼伤事故。实验室中常用的有机化合物，绝大多数对人体都有不同程度的毒害。

（二）化学中毒和化学灼伤事故的预防

1. 化学中毒主要是由呼吸道吸入有毒物质的蒸气、有毒成分通过透皮吸收进入人体、吃进被有毒物质污染的食物或饮料，品尝或误食有毒药品等引起。

2. 化学灼伤则是因为皮肤直接接触强腐蚀性物质、强氧化剂、强还原剂，如浓酸、浓碱、氢氟酸、钠、溴等引起的局部外伤。其预防措施如下：

（1）最重要的是保护好眼睛。在化学实验室里应该一直佩戴护目镜，防止眼睛受刺激性气体熏染，防止任何化学药品特别是强酸、强碱、玻璃屑等异物进入眼内。

（2）禁止用手直接取用任何化学药品。使用毒品时除用药匙、量器外，必须佩戴橡皮手套，实验后马上清洗仪器用具，立即用肥皂洗手。

（3）尽量避免吸入任何药品和溶剂蒸气。处理具有刺激性的，恶臭的和有毒的化学药品时，如 H_2S、NO_2、Cl_2、Br_2、CO、SO_2、SO_3、HF、浓硝酸、发烟硫酸、浓盐酸、乙酰氯等，必须在通风橱中进行。

（4）禁止口吸吸管移取浓酸、浓碱、有毒液体，应该用洗耳球吸取。禁止冒险品尝药品试剂，不得用鼻子直接嗅气体；严禁在酸性介质中使用氰化物。

（5）不要用乙醇等有机溶剂擦洗溅在皮肤上的药品，这种做法反而增加皮肤对药品的吸收。

五、常见实验室意外伤害处理

（一）玻璃割伤及其他机械损伤

首先必须检查伤口内有无玻璃或金属等物碎片，然后用硼酸水洗净，再擦碘酒或紫药水，必要时用纱布包扎。若伤口较大或过深而大量出血，应迅速在伤口上部和下部扎紧血管止血，立即到医院诊治。

（二）烫伤

一般用浓的（90%～95%）酒精消毒后，涂上苦味酸软膏。如果伤处红痛或红肿（一级灼伤），可用橄榄油或用棉花沾酒精敷盖伤处；若皮肤起泡（二级灼伤），不要弄破水泡，防止感染；烫伤处皮肤呈棕色或黑色（三级灼伤），应用干燥而无菌的消毒纱布轻轻包扎好，急送医院治疗。

（三）强碱灼伤

强碱（如氢氧化钠，氢氧化钾）等触及皮肤而引起灼伤时，要先用大量自来水冲洗，再用 1% 硼酸或 2% 乙酸溶液涂洗。

（四）强酸灼伤

先用稀 $NaHCO_3$ 溶液或稀氨水浸洗，最后用水洗。氢氟酸能腐烂指甲、骨头，滴在皮肤上，会形成痛苦的、难以治愈的烧伤。皮肤若被灼烧后，应先用大量水冲洗 20 分钟以上，再用冰冷的饱和硫酸镁溶液或 70% 酒精浸洗 30 分钟以上，或用大量水冲洗后，用肥皂水或 2%～5% $NaHCO_3$ 溶液冲洗，用 5% $NaHCO_3$ 溶液湿敷。局部外用可的松软膏或紫草油软膏及硫酸镁糊剂。

（五）溴灼伤

被溴灼伤后的伤口一般不易愈合，必须严加防范。凡用溴时都必须预先配制好适量的 20% $Na_2S_2O_3$ 溶液备用。一旦有溴沾到皮肤上，立即用 $Na_2S_2O_3$ 溶液冲洗，再用大量水冲洗干净，包上消毒纱布后就医。

（六）酚灼伤

如酚触及皮肤引起灼伤，应该用大量的水清洗，并用肥皂和水洗涤，忌用乙醇。

（七）固体或液体毒物中毒

有毒物质尚在嘴里的立即吐掉，用大量水漱口。误食碱者，先饮大量水再喝些牛奶。误食酸者，先喝水，再服 $Mg(OH)_2$ 乳剂，最后饮些牛奶。不要用催吐药，也不要服用碳酸盐或碳酸氢盐。

（八）重金属中毒

重金属盐中毒者，喝一杯含有几克 $MgSO_4$ 的水溶液，立即就医。不要服催吐药，以免引起危险或使病情复杂化。

（九）气体中毒

吸入气体或蒸汽中毒者，应立即转移至室外，解开衣领和纽扣，呼吸新鲜空气。对休克者应施以人工呼吸，但不要用口对口法，并立即送医院急救。

第三节 实验室常用仪器基本知识

一、常用玻璃仪器基本知识

（一）玻璃仪器分类

天然药物化学实验常用的仪器中，大部分为瓷质类和玻璃制品仪器。瓷质类仪器包括蒸发皿、布氏漏斗、瓷坩埚、瓷研钵等。玻璃仪器种类很多，按用途大体可分为容器类、量器类和其他仪器类。容器类包括试剂瓶、烧杯、烧瓶等。它们又可分为可加热和不宜加热的仪器；量器类有量筒、移液管、滴定管、容量瓶等，量器类一律不能受热。其他仪器包括具有特殊用途的玻璃仪器，如冷凝管、分液漏斗、干燥器、分馏柱、砂芯漏斗、标准磨口玻璃仪器等。

（二）玻璃仪器的洗涤

实验中所使用的玻璃仪器清洁与否，直接影响实验结果，往往由于仪器的不清洁或被污染而造成较大的实验误差，甚至会出现相反的实验结果。

1. 洗涤液的种类和配制方法

（1）铬酸洗液（重铬酸钾-硫酸洗液） 广泛用于玻璃仪器的洗涤。常用的配制方法有下述四种：①取 100ml 工业浓硫酸置于烧杯内，小心加热，然后小心慢慢加入 5g 重铬酸钾粉末，边加边搅拌，待全部溶解后冷却，贮于具玻璃塞的细口瓶内。②称取 5g 重铬酸钾粉末置于 250ml 烧杯中，加水 5ml，尽量使其溶解。慢慢加入浓硫酸 100ml，随加随搅拌。冷却后贮存备用。③称取 80g 重铬酸钾，溶于 1000ml 自来水中，慢慢加入工业硫酸 100ml（边加边用玻璃棒搅动）。④称取 200g 重铬酸钾，溶于 500ml

自来水中，慢慢加入工业硫酸 500ml（边加边搅拌）。

（2）浓盐酸（工业用）　可洗去水垢或某些无机盐沉淀。

（3）5%草酸溶液　用数滴硫酸酸化，可洗去高锰酸钾的痕迹。

（4）5%~10%磷酸钠（$Na_3PO_4 \cdot 12H_2O$）溶液　可洗涤油污物。

（5）30%硝酸溶液　洗涤 CO_2 测定仪器及微量滴管。

（6）5%~10%乙二胺四乙酸钠（$EDTA-Na_2$）溶液　加热煮沸可洗脱玻璃仪器内壁的白色沉淀物。

（7）尿素洗涤液　适用于洗涤盛蛋白质制剂及血样的容器。

（8）酒精与浓硝酸混合液　最适合于洗净滴定管，在滴定管中加入 3ml 酒精，然后沿管壁慢慢加入 4ml 浓硝酸，盖住滴定管管口，利用所产生的二氧化氮洗净滴定管。

（9）有机溶剂　如丙酮、乙醇、乙醚等可用于洗去油脂、脂溶性染料等污痕。二甲苯可洗脱油漆的污垢。

（10）氢氧化钾的乙醇溶液和含有高锰酸钾的氢氧化钠溶液　是两种强碱性的洗涤液，对玻璃仪器的侵蚀性很强，清除容器内壁污垢，洗涤时间不宜过长。上述洗涤液可多次使用，但是使用前必须将待洗涤的玻璃仪器先用水冲洗多次，除去肥皂、去污粉或各种废液。若仪器上有凡士林或羊毛脂时，应先用纸擦去，然后用乙醇或乙醚擦净后才能使用洗液，否则会使洗涤液迅速失效。

2. 洗涤方法

洗涤玻璃仪器时，通常先用自来水洗涤，不能奏效时再用肥皂液、合成洗涤剂等刷洗，仍不能除去的污物，应采用其他洗涤液洗涤。洗涤完毕后，都要用自来水冲洗干净，此时仪器内壁应不挂水珠，这是玻璃仪器洗净的标志。必要时再用少量蒸馏水淋洗 2~3 次。

（1）初用玻璃仪器的清洗　新购买的玻璃仪器表面常附着有游离的碱性物质，可先用洗涤灵稀释液、肥皂水或去污粉等洗刷再用自来水洗净，然后浸泡在 1%~2% 盐酸溶液中过夜（不少于 4 小时），再用自来水冲洗，最后用蒸馏水冲洗 2~3 次，在80℃~100℃烘箱内烤干备用。

（2）使用过的玻璃仪器的清洗

一般玻璃仪器：如试管、烧杯、锥形瓶、量筒等，先用自来水洗刷至无污物；再选用大小合适的毛刷沾取洗涤灵稀释液或浸入洗涤灵稀释液内，将器皿内外（特别是内壁）细心刷洗，用自来水冲洗干净后，蒸馏水冲洗 2~3 次，烤干或倒置在清洁处，干后备用。若发现内壁有难以去掉的污迹，应分别试用上述各种洗涤剂予以清除，再重新冲洗。

量器：如移液管、滴定管、量瓶等。使用后应立即浸泡于凉水中，勿使物质干涸。工作完毕后用流水冲洗，除去附着的试剂、蛋白质等物质，晾干后浸泡在铬酸洗液中 4~6 小时（或过夜），再用自来水充分冲洗、最后用水冲洗 2~4 次，晾干备用。

（三）玻璃仪器的干燥

实验室中往往需要洁净干燥的玻璃仪器，将玻璃仪器洗涤干净后，要采取合适的方法对玻璃仪器进行干燥，玻璃仪器的干燥一般采取下列几种方法。

1. 晾干　对不急于使用的仪器，洗净后将仪器倒置在格栅板上或实验室的干燥架上，让其自然干燥。

2. 烤干　通过加热使仪器中的水分迅速蒸发而干燥的方法。加热前先将仪器外壁擦干，然后用小火烘烤。烧杯等放在石棉网上加热，试管用试管夹夹住，在火焰上来回移动，试管口略向下倾斜，直至除去水珠后再将管口向上赶尽水汽。

3. 吹干　将仪器倒置沥去水分，用电吹风的热风或气流烘干玻璃仪器。

4. 快干（有机溶剂法）　在洗净的仪器内加入少量易挥发且能与水互溶的有机溶剂（如丙酮、乙醇等），转动仪器使仪器内壁湿润后，倒出混合液回收，然后晾干或吹干。一些不能加热的仪器或急需使用的仪器可用此法干燥。

5. 烘干　将洗净的仪器控去水分，放在电烘箱的搁板上，温度控制在105℃～110℃左右烘干。注意带有精密刻度的计量容器不能用加热方法干燥，否则会影响仪器的精度，可采用晾干或冷风吹干的方法干燥。

二、常用仪器设备基本知识

（一）仪器设备分类

实验室常见仪器设备按照用途可以分为清洗消毒设备、制样消解设备、分离萃取设备、纯化设备、混合分散设备、恒温加热干燥设备、粉碎设备、合成反应设备、制冷设备、泵、液体处理设备、气体发生设备、其他设备等。

（二）常用仪器设备

天然药物化学实验常用的仪器设备见图2-1。

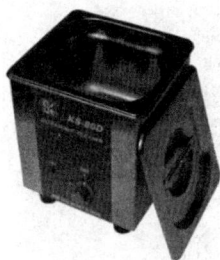
超声波清洗仪

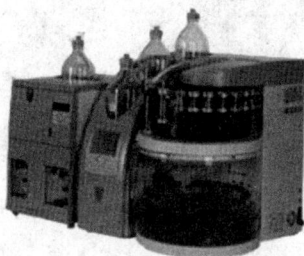
溶剂萃取仪

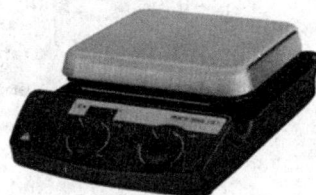
磁力搅拌器

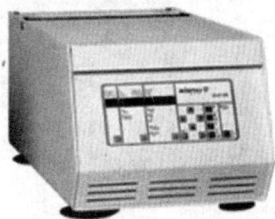
离心机

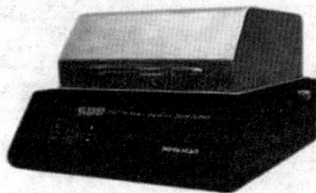
紫外臭氧清洗仪

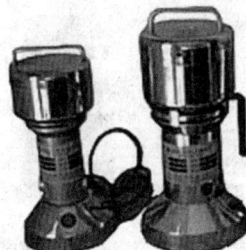
粉碎机

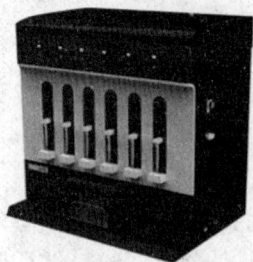

全自动固相萃取仪

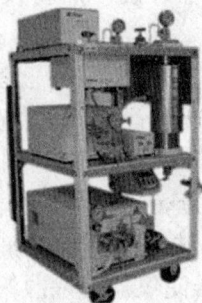

超临界流体萃取系统

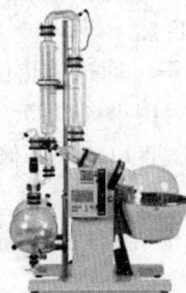

旋转蒸发仪

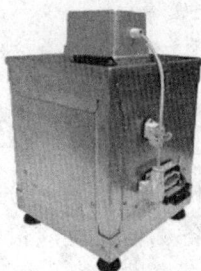

超声波萃取仪

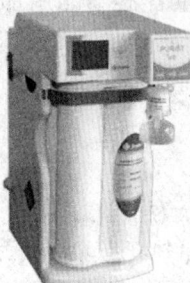

超纯水机

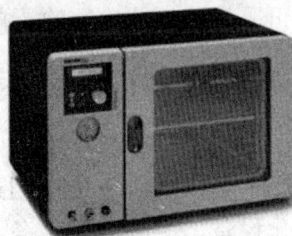

真空干燥箱

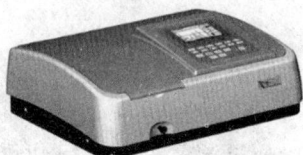

紫外可见分光光度计

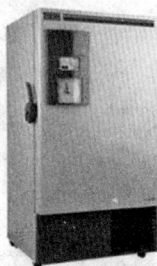

超低温冰箱

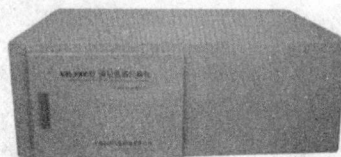

薄层扫描仪

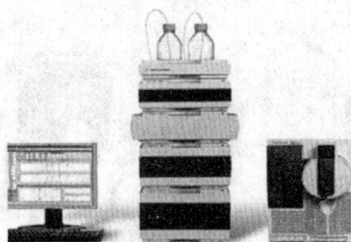

高效液相色谱仪

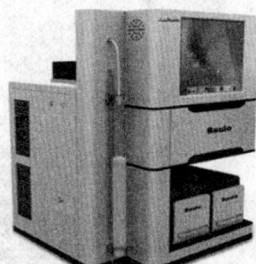

中低压制备色谱仪

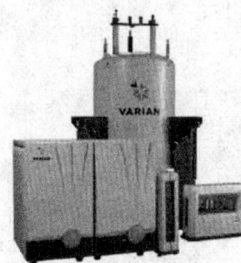

磁共振波谱仪

图 2-1 常用仪器设备

第四节　天然药物化学实验常用试剂基本知识

化学试剂种类较多，世界各国对化学试剂的分类和分级的标准不尽一致。我国化学试剂的产品有国家标准（GB）、化工部标准（HG）以及企业标准（QB）三级。

一、常用试剂分类

化学试剂按照其用途和组成可分为一般试剂、标准试剂、高纯试剂、专用试剂、有机合成试剂、生化试剂、临床试剂等。按照试剂纯度划分，共有高纯、光谱纯、基准、分光纯、优级纯、分析纯和化学纯等。

（一）一般试剂

一般试剂是实验室最普遍使用的试剂，按照其杂质含量的高低可以划分为以下等级：

1. 优级纯（guaranteed reagent，GR），又称一级品或保证试剂，纯度为99.8%，这种试剂纯度最高，杂质含量最低，使用绿色瓶签，适合于重要精密的分析工作和科学研究工作。

2. 分析纯（analytical reagent，AR），又称二级试剂或分析纯，纯度为99.7%，略次于优级纯，使用红色瓶签，适合于重要分析及一般研究工作。

3. 化学纯（chemical pure，CP），又称三级试剂，纯度为99.5%，使用蓝色（深蓝色）标签，适用于一般分析和化学制备工作。

4. 实验试剂（laboratory reagent，LR），又称四级试剂。使用棕色或黄色标签，主要用于一般化学制备。

（二）标准试剂

主要在分析化学中使用的，具有已知含量（或纯度）或特性值，其存在量和反应消耗量可作为分析测定度量标准的试剂称为标准试剂。国家标准试剂包括滴定分析用工作基准试剂、pH基准试剂、有机元素分析标准、农药分析标准等。

（三）高纯试剂

纯度远高于优级纯的试剂统称为高纯试剂，高纯试剂通常应用于专业领域，例如针对色谱使用的色谱纯试剂、针对光谱使用的光谱纯试剂。此外，电路、液晶等领域都有各自行业标准的高纯试剂。高纯试剂通常不使用在分析纯试剂使用的领域，如配制标准溶液、滴定剂等。

（四）专用试剂

专用试剂是指具有专门用途的特殊试剂，如色谱试剂、生化试剂等。专用试剂要求杂质含量较低，在特定用途下控制其杂质不产生明显的干扰即可。如薄层分析试剂、紫外和红外光谱纯试剂、磁共振波谱分析试剂以及药检专用试剂等。

二、化学试剂使用注意

（一）为了保障化学人员的人身安全，保持化学试剂的质量和纯度，得到准确的化验结果，要求掌握化学试剂的性质和使用方法，制定出化学试剂的使用守则，严格要求有关人员共同遵守。

（二）在某些要求较高的分析中，不仅要考虑试剂的等级，还应注意生产厂家、生产批号等。虽然化学试剂必须按照国家标准进行检验合格后才能出厂销售，但不同厂家原料和工业生产的试剂在性能上有时有显著差异。甚至同一厂家，同一类试剂，其性质也很难完全一致。必要时应作专项检验和对照试验，有些试剂由于包装或分装不良，或放置时间太长可能变质，使用前应作检查。

（三）所有试剂、溶液以及样品的包装瓶上必须有标签。标签要完整、清晰，标明试剂的名称、规格、质量。溶液除了标明品名外，还应标明浓度、配制日期等。无标签的试剂必须取小样检定后才能使用。

（四）化学试剂储存严格按照标准统一存放。如固体试剂存放在广口瓶中易于取用；液体试剂存放在细口瓶中；见光易分解的、与空气接触易氧化的、易挥发的试剂均应密封储于棕色瓶中，并置于阴暗处；容易腐蚀玻璃的试剂如氢氟酸、苛性碱等应储于塑料瓶中，盛碱的瓶子要用橡皮塞；易燃易爆试剂应储于不受阳光直射，阴凉通风的地方；剧毒试剂如氰化物、砒霜、升汞应专人保管，取用时做好记录。

三、天然药物化学常用鉴别试剂

（一）通用显色剂

1. 碘　检查一般有机物。碘蒸气对很多化合物显黄棕色。在一个密闭的玻璃缸内先放入碘粒，使缸内空气被碘蒸气饱和，将薄层或纸层放入缸内数分钟即可显色。有时在缸内放一盛水的小杯，增加缸内的湿度，可以提高显色的灵敏度。

2. 硫酸　通用。浓硫酸-水（1∶10），或10%硫酸的乙醇溶液。

3. 四唑兰试剂　还原性物质在室温或微加热时显紫色。甲液：0.5%四唑兰甲醇溶液；乙液：6mol/L氢氧化钠溶液。临用前甲液和乙液等量混合。

4. 铁氰化钾-三氯化铁试剂　还原性物质显蓝色，再喷2mol/L盐酸溶液，则蓝色更深。

（二）生物碱显色剂

1. 改良的碘化铋钾（Dragendorff）试剂　生物碱和某些含氮化合物显橙红色。取7.3g碘化铋钾，冰乙酸10ml，加水60ml即得。

2. 碘化汞钾（Mayer）试剂　氯化汞1.36g和碘化钾5g各溶于20ml水中，混合后加水稀释至100ml。

3. 碘-碘化钾（Wagner）试剂　1g碘和10g碘化钾溶于50ml水中，加热，加2ml冰乙酸，再用水稀释至100ml。

4. 硅钨酸试剂　5g硅钨酸溶于100ml水中，加盐酸少量至pH 2左右。

5. 苦味酸试剂　1g苦味酸溶于100ml水中。

6. 鞣酸试剂　1g鞣酸加乙醇1ml溶解后再加水至10ml。

7. 硫酸铈-硫酸试剂　0.1g硫酸铈混悬于4ml水中，加入1g三氯乙酸，加热至沸，逐滴加入浓硫酸至澄清。

（三）苷类检出试剂

1. 糖的检出试剂

（1）碱性酒石酸铜（Fehiling）试剂：甲液与乙液应用时取等量混合，检查还原糖。甲液：结晶硫酸铜 6.23g，加水至 100ml。乙液：酒石酸钾钠 34.6g，及氢氧化钠 10g，加水至 100ml。

（2）α-萘酚-浓硫酸（Molisch）试剂：15%α-萘酚乙醇溶液 21ml，浓硫酸 13ml，乙醇 87ml 及水 8ml 混合后使用。喷后 100℃烤 3~6 分钟，多数糖呈蓝色，鼠李糖呈橙色。

（3）氨性硝酸银试剂：硝酸银 1g，加水 20ml 溶解，注意滴加适量的氨水，随加随搅拌，至开始产生的沉淀将近全溶为止，过滤。

（4）苯胺-邻苯二甲酸试剂：苯胺 0.93g，邻苯二甲酸 1.66g，溶于水饱和正丁醇 100ml 中。喷后 105~110℃烤 10 分钟，糖显红棕色。

（5）α-去氧糖显色试剂：① 三氯化铁冰乙酸（Keller-Kiliani）试剂。甲液：1% 三氯化铁溶液 0.5ml，加冰乙酸至 100ml。乙液：浓硫酸。② 占吨氢醇冰乙酸（Xanthydrol）试剂，10mg 占吨氢醇溶于 100ml 冰乙酸。

2. 酚类检出试剂

（1）三氯化铁试剂：5%三氯化铁的水溶液或醇溶液。

（2）三氯化铁-铁氰化钾试剂：应用时甲液、乙液等体积混合或分别滴加。甲液：2%三氯化铁水溶液。乙液：1%铁氰化钾水溶液。

（3）4-氨基氨替比林-铁氰化钾（Emerson）试剂：甲液：2%4-氨基安替比林乙醇液。乙液：3%铁氰化钾水溶液（或用 0.9%4-氨基安替比林和 5.4%铁氰化钾水溶液）。

（4）重氮化试剂：本试剂系由对硝基苯胺和亚硝酸钠在强酸下经重氮化作用而成，由于重氮盐不稳定很易分解，所本试剂应临用时配制。应用时取甲、乙液等量在冰水浴中混合后，方可使用。甲液：对硝基苯胺 0.35g，溶于浓盐酸 5ml，加水至 50ml。乙液：亚硝酸钠 5g，加水至 50ml。

（5）Gibb 试剂：甲液：0.5%2,6-二氯苯醌-4-氯亚胺的乙醇溶液。乙液：硼酸-氯化钾-氢氧化钾缓冲液（pH 9.4）。

3. 内酯、香豆素类

（1）异羟肟酸铁试剂：应用时甲、乙、丙三液体按次序滴加，或甲、乙两液混合滴加后再加丙液。甲液：新鲜配制的 1mol/L 羟胺盐酸盐的甲醇液。乙液：1.1mol/L 氢氧化钾的甲醇液。丙液：三氯化铁溶于 1%盐酸中的浓度为 1%的溶液。

（2）4-氨基安替比林-铁氰化钾试剂：配制同前。

（3）重氮化试剂：配制同前。

4. 黄酮类检出试剂

（1）盐酸镁粉试剂：浓盐酸和镁粉。

（2）三氯化铝试剂：2%三氯化铝甲醇溶液。

（3）乙酸镁试剂：1%乙酸镁甲醇溶液。

（4）碱式乙酸铅试剂：饱和碱式乙酸铅（或饱和乙酸铅）水溶液。

（5）氢氧化钾试剂：10%氢氧化钾水溶液。

（6）锆－枸橼酸试剂：2%二氯氧锆甲醇液与枸橼酸。鉴别黄酮中游离的 3-OH 或 5-OH 的存在。

5. 蒽醌类

（1）氢氧化钾试剂：10%氢氧化钾水溶液。

（2）乙酸镁试剂：10%乙酸镁甲醇溶液。

（3）1%硼酸试剂：1%硼酸水溶液。

（4）碱式乙酸铅试剂：同前。

6. 强心苷类检出试剂

（1）3，5-二硝基苯甲酸（Kedde）试剂：2%3，5-二硝基苯甲酸甲醇液与 1mol/L 氢氧化钾甲醇溶液等量混合。

（2）碱性苦味酸（Baljet）试剂：1%苦味酸水溶液与10%氢氧化钠溶液等量混合。

（3）亚硝酰铁氰化钠（Legal）试剂：甲、乙、丙液等量混合，临用新鲜配制。甲液：吡啶。乙液：0.5%亚硝基铁氰化钠溶液。丙液：10%氢氧化钠溶液。

7. 皂苷类检出试剂

（1）溶血试验：新鲜兔血（由心脏或耳静脉取血）适量，用洁净小毛刷迅速搅拌，除去纤维蛋白并用生理盐水反复离心洗涤至上清液无色后，量取沉降红细胞，用生理盐水配成 2%混悬液，贮冰箱内备用。

（2）醋酐-浓硫酸（Liebermann-Burchard）试剂：乙酸酐-浓硫酸。

8. 含氰苷类检出试剂

（1）苦味酸钠试剂：适当大小的滤纸条，浸入苦味酸饱和水溶液；浸透后取出晾干，再浸入10%碳酸钠水溶液内，迅速取出晾干即得。

（2）亚铁氰化铁（普鲁士蓝）试剂：甲液：10%氢氧化钠液。乙液：10%硫酸亚铁水溶液，用前配制。丙液：10%盐酸。丁液：5%三氯化铁液。

（四）萜类、甾体类检出试剂

1. 香草醛-浓硫酸试剂　5%香草醛浓硫酸液（或 0.5g 香草醛溶于 100ml 硫酸-乙醇（4∶1）中）。

2. 三氯化锑（Carr-Price）试剂　25g 三氯化锑溶于 15g 三氯甲烷中。

3. 五氯化锑试剂　五氯化锑-三氯甲烷（或四氯化碳）1∶4，用前新鲜配制。

4. 醋酐-浓硫酸试剂　同前。

5. 间二硝基苯试剂　用前甲、乙两液等量混合。甲液：2%间二硝基苯乙醇液。乙液：14%氢氧化钾甲醇液。

6. 三氯乙酸试剂　3.3g 三氯乙酸溶于 10ml 三氯甲烷，加入 1~2 滴过氧化氢。

（五）鞣质类检出试剂

1. 三氯化铁试剂、三氯化铁-铁氰化钾试剂、4-氨基安替比林-铁氰化钾试剂　同前。

2. 明胶试剂　10g 氯化钠，1g 明胶，加水至 100ml。

3. 乙酸铅试剂　饱和乙酸铅溶液。

4. 对甲基苯磺酸试剂　20%对甲基苯磺酸三氯甲烷溶液。

5. 铁铵明矾试剂 硫酸铁铵结晶 $[FeNH_4 (SO_4)_2 \cdot 12H_2O]$ 1g，加水至 100ml。

（六）氨基酸、多肽、蛋白质检出试剂

1. 双缩脲（Biuret）试剂 甲液：1%硫酸铜溶液。乙液：40%氢氧化钠液。

2. 茚三酮试剂 0.3g 茚三酮溶于正丁醇 100ml 中，加乙酸 3ml（或 0.2g 茚三酮溶于 100ml 乙醇或丙酮中）。

第五节　各类天然药物化学成分的鉴别方法

天然药物化学成分较复杂，有些成分是天然产物所共有的，如纤维素、蛋白质、油脂、淀粉、糖类、色素等。有些成分仅是某些天然产物所特有的，如生物碱类、苷类、挥发油、有机酸、鞣质等。各类化学成分均具有一定的特性，一般药材的外观、色、嗅、味等作为初步鉴别判断手段之一。如药材样品折断后，断面油点或挤压后有油迹者，多含油脂或挥发油；有粉层的多含淀粉、糖类；嗅之有特殊气味者，大多含有挥发油、香豆素、内酯；味苦者大多含生物碱、苷类等；味酸者含有有机酸；味涩者多含有鞣质等。天然产物含有多种化学成分，分析时常常互相干扰，不易得到正确结果。因此需根据其中所含各种化学成分的溶解度、酸碱度、极性等理化性质，利用各类成分的鉴别反应加以鉴别。

一、生物碱的鉴别

（一）检品溶液的制备

取粉碎的植物样品约 2g，加蒸馏水 20～30ml，并滴加数滴盐酸，使呈酸性。在 60℃水浴上加热 15 分钟，过滤，滤液供作以下试验。

（二）生物碱类成分的鉴别

生物碱类成分（除有少数例外）均与多种生物碱沉淀试剂在酸性溶液（水液或稀醇液）中产生沉淀反应。

1. 取以上酸水浸液四份（每份 1ml 左右即可），分别滴加碘-碘化钾、碘化汞钾试剂、改良碘化铋钾试剂、硅钨酸试剂。若四者均有或大多有沉淀反应，表明该样品可能含有生物碱，再进行后续验证实验。

2. 取其余酸水浸液，加 Na_2CO_3 溶液呈碱性，置分液漏斗中，加入乙醚约 10ml 振摇，静置后分出醚层，再用乙醚 3ml，如前萃取，合并醚液。将乙醚液置分液漏斗中，加酸水液 10ml 振摇，静置分层，分出酸水液，再以酸水液 5ml 如前提取，合并酸水液，制作如此酸提液四份，分别作以下沉淀反应。

（1）碘化汞钾试剂（Mayer 试剂）：酸水提液滴加碘化汞钾试剂，产生白色沉淀。

（2）碘化铋钾试剂（Dragendorff 试剂）：酸水提液滴加碘化铋钾试剂，产生橘红色或红棕色沉淀。

（3）碘-碘化钾试剂（Wagner 试剂）：酸水提液滴加碘-碘化钾试剂，产生棕色沉淀。

（4）硅钨酸试剂：酸水提取液滴加硅钨酸试剂产生淡黄色或灰白色沉淀。

此酸水提液与以上四种试剂均（或大多）产生沉淀反应，即预示本样品含有生物碱。

二、苷类的鉴别

（一）检品溶液的制备

药材水浸液：取中草药碎块或粉末 2g，加蒸馏水约 20ml，置 70℃ 水浴浸渍 10 分钟，过滤，滤液供鉴别用。

药材醇浸液：取中草药碎块或粉末少许于试管中，加乙醇 10ml，在温水浴上浸渍 10 分钟，过滤，滤液供鉴别用。

（二）鉴别试验

1. α-萘酚试验（Molish）反应　取醇浸液 1ml，加 10% α-萘酚醇液 1 滴，摇匀，沿管壁缓慢加入浓硫酸 10 滴，不振摇，观察两液界面间是否出现紫红色环（此反应检识糖、苷类化合物较灵敏。若有微量滤纸纤维或中草药粉末存在于溶液中，都能产生上述反应，故在过滤时应加以注意）。

2. 水解反应　取水浸液 3ml 于试管中，加 10% 盐酸 1ml 在沸水浴上加热 20 分钟，观察是否有絮状沉淀产生。

3. 碱性酒石酸铜（斐林试剂 Fehling）试验　取水浸液 2ml，加入新配制的斐林试剂 1ml，在沸水浴上加热数分钟，如产生红色的氧化业铜沉淀，则过滤，滤液中加 10% 盐酸调成酸性，置水浴上加热 10 分钟，进行水解，如有絮状沉淀则滤去。然后用 10% 氢氧化钠中和，再加入斐林试剂 1ml，仍置沸水浴上加热 5 分钟，观察是否有黄色，砖红或棕色沉淀产生。从反应结果说明供试品中是否含有苷。

三、蒽醌类的鉴别

（一）检品溶液的制备

取中药碎块或粉末 2g，加乙醇 20ml，在沸水浴上回流浸提 10 分钟，过滤供鉴别用。

（二）鉴别试验

1. 与碱成盐显色反应（Borntrager 反应）　取 1ml 乙醇提取液，加入 1ml 10% 氢氧化钠溶液，如产生红色反应，加入少量 30% 过氧化氢液，加热后红色不褪，加酸使呈酸性时，则红色消退再碱化又出现红色。

2. 升华试验　取中药粉末少许，置载玻片上，玻片两端各放短木棍一小段，然后另取一洁净载玻片，放置于小棍上，注意勿触及下面粉末。然后移置在三足架的铁纱网上小心加热（勿使粉末炭化）至玻片上有升华物凝结为止，取下盖片，使升华物面向上，放置于显微镜下观察，可见多数黄色针晶或羽毛状晶体（游离蒽醌衍生物）。此晶体遇碱液呈红色。

3. 圆形滤纸层析

样品：中药醇浸液。

显色：① 于自然光下观察色带。② 于紫外光下观察荧光环。③ 氨熏，观察是否出现红色环，再置 UV 下观察荧光环。④ 喷 0.5% $MgAC_2$ 甲醇液，于 90℃ 烘 5 分钟，观察是否出现橙红或紫红色环。

四、黄酮类的鉴别

（一）检品溶液的制备

取中药粉末约 1g 压碎于试管中加乙醇 10~20ml 在水浴上加热 20 分钟。过滤，滤液供以下试验。

（二）鉴别试验

1. 取醇浸液 2ml，加浓盐酸 2~3 滴及镁粉少量，放置（或于水浴中微热），观察是否产生红色反应。

2. 取醇浸液 1ml，滴加 $PbAC_2$ 溶液数滴，产生黄色沉淀。

3. **纸片法** 将醇浸液滴于滤纸上，分别进行以下试验：

（1）先在紫外灯下观察荧光，然后喷 1% $AlCl_3$ 试剂，再观察荧光是否加强。

（2）观察氨熏后是否出现黄色、棕黄色荧光斑点。

与氨接触而显黄色，或者原呈黄色，但与氨接触后黄色加深，滤纸片离开氨蒸气数分钟，黄色或加深后的黄色又消退。

（3）喷以 3% $FeCl_3$ 乙醇溶液，是否出现绿、蓝或棕色斑点。

五、强心苷的鉴别

（一）检品溶液的制备

取中药碎块粉末 3g，于 100ml 锥形瓶中加 70% 乙醇 40ml，水浴上浸煮 5 分钟，放冷，过滤，滤液供鉴别用。

如样品中含有蒽醌，也具有红色反应，影响鉴别检查，因此在检查前需先检查有无蒽醌类成分，若有则应先将其除去。即将乙醇浸液在水浴上蒸发，残渣加三氯甲烷热溶后过滤，三氯甲烷液用 1% 氢氧化钠液振摇，去除蒽醌后，三氯甲烷液供鉴别用。

（二）鉴别试验

1. **三氯化铁-冰乙酸反应（Keller-Kiliani 反应）** 取醇提液或经处理后的三氯甲烷或醇液 1ml，水浴上蒸干，残渣溶于冰乙酸 2ml 中，加入 1% $FeCl_3$ 乙醇液 1 滴，混合均匀，倾入干燥小试管中，再沿管壁缓慢加入等体积浓硫酸，静置，二液交界处显棕色（苷元），渐变为浅绿、蓝色，最后上面乙酸层全呈蓝色或蓝绿色（α-去氧糖）。

2. **碱性 3，5-二硝基苯甲酸反应（Kedde 反应）** 取 1ml 醇浸提液，加入碱性 3，5-二硝苯甲酸试剂 3~4 滴，产生红色或红紫色反应。

3. **亚硝酰铁氰化钠反应（Legal 反应）** 取 1ml 醇浸提液或经处理后的三氯甲烷或醇液在水浴上蒸干，用 1ml 吡啶溶解残渣，加入 0.3% 亚硝酰铁氰化钠溶液 4~5 滴，混匀，再加入氢氧化钠饱和乙醇液 1~2 滴，观察是否呈现红色。

4. **碱性苦味酸（Baljet 反应）** 取样品醇液 1ml，加入碱性苦味酸试剂（苦味酸饱和水液与 5% 氢氧化钠水液等量混合）数滴，呈现橙或橙红色。

六、皂苷的鉴别

（一）检品溶液的制备

1. 取中药碎块 1g 于大试管（或小烧杯）中，加蒸馏水 15ml，于 30℃～90℃ 水浴上浸渍 15 分钟后过滤，滤液供鉴别用。

2. 取中药碎块 0.5g 于大试管或小锥形瓶中加 95% 乙醇 10ml 于水浴上温浸 15 分钟，滤液供鉴别。

（二）鉴别试验

1. 溶血试验　取滤纸片一小块，于中心处滴加浸液一滴，待干后于同处再滴加一滴，如是反复操作至滴加数滴，干燥后喷雾红细胞试液，数分钟后观察在红色的背底中是否出现无红色的黄色（或透明）斑点（本反应亦可在试管中进行，观察试样是否由浑浊变澄清）。

2. 泡沫试验　中药浸液置于试管中。用力振摇 1 分钟后放置，在 10 分钟内观察是否有持久性泡沫产生。

3. 醋酐-浓硫酸试验（Liebermann-Burchard 反应）　中药浸液 5ml，于蒸发皿中在水浴上蒸干，加入 1ml 醋酐使其溶解，滴于干燥比色盘中，从边沿缓缓滴加浓硫酸 1 滴，观察颜色变化。

4. 三氯甲烷-浓硫酸试验（Salkowski 反应）　取醇浸液 2ml，在水浴上蒸干，三氯甲烷 1ml 溶解，转入干燥小试管中，沿壁小心加浓硫酸 1ml，三氯甲烷层显红色，硫酸层有绿色荧光，表示含甾体皂苷。

七、香豆素类的鉴别

（一）检品溶液的制备

取药材粉末 2g，加入乙醇 20ml，在水浴上回流 10 分钟，趁热过滤，滤液供鉴别用。

（二）鉴别试验

1. 内酯化合物的开环与闭环反应　取 2ml 乙醇浸出液，加 1～2ml 1% 氢氧化钠，于沸水浴中煮沸 3 分钟，试样变浑浊，之后滴加盐酸试液，溶液又变澄清。

2. 异羟肟酸铁试验　取浸液少许，加乙醇 1ml 溶解，加 6 滴盐酸羟胺的饱和乙醇液混匀后加入 6 滴氢氧化钾的饱和乙醇液，使其显强碱性再转入试管中加热 10 分钟左右，冷却加 5% 盐酸使呈弱酸性，倾入比色盘或蒸发皿中，沿器壁滴 10% $FeCl_3$ 溶液，出现紫色，之后消失。

八、挥发油的定性鉴别

（一）外观性状

1. 取各种挥发油观察其色泽是否有特殊香气及辛辣烧灼味感。

2. 挥发性　取滤纸屑一小块，滴加挥发油一滴，放置 2 小时或微热后观察滤纸上有无清晰的油迹（可与植物油作对照实验）。

3. pH 检查（检游离酸或酚类）　取样品一滴加乙醇 5 滴，以预先用蒸馏水湿润的广泛 pH 试纸进行检查，如显酸性，示有游离的酸或酚类化合物。

4. FeCl₃反应（检酚类） 取样品一滴，溶于 1ml 乙醇中，加入 1% FeCl₃醇液 1~2 滴，如显蓝紫或绿色，示有酚类。

5. 苯肼试验（检酮、醛类） 取 2，4-二硝基苯肼试液 0.5~1ml，加 1 滴样品的无醛醇溶液，用力振摇，如有酮醛化合物，应析出黄-橙红色沉淀，如无反应，可放置 15 分钟后再观察之。

6. 荧光素试验法 将样品乙醇液滴在滤纸上，喷洒 0.05% 荧光素水溶液，然后趁湿将纸片暴露在 5% Br₂/CCl₄ 蒸气中，含有双键的萜类（如挥发油）呈黄色；背景很快转变为浅红色。

7. 香草醛-浓硫酸试验 取挥发油乙醇液一滴于滤纸上，滴以新配制的 0.5% 香草醛的浓硫酸乙酸液，呈黄色、棕色、红色或蓝色反应。

九、鞣质类化合物的鉴别

（一）检品溶液的制备

取各类鞣质少量（约 0.1g）分别置大试管中，加蒸馏水约 10ml，加热煮沸，过滤，滤液供试验。

（二）鞣质的一般反应

1. 感官试验 取制备的鞣质和伪鞣质溶液，尝其味，并以石蕊试纸检查溶液是否呈酸性反应。

2. 三氯化铁反应 取制备的鞣质溶液及伪鞣质溶液各 1~2ml，分别加入三氯化铁试液，鞣质产生绿色或蓝黑色反应或沉淀；伪鞣质产生蓝色反应。

3. 沉淀蛋白反应 取鞣质溶液及伪鞣质溶液各 1~2ml，分别入明胶溶液数滴，鞣质立刻产生沉淀反应。

4. 生物碱反应 取鞣质溶液及伪鞣质溶液各 1~2ml，分别滴加 0.1% 咖啡碱水溶液，鞣质液产生沉淀反应，伪鞣质不产生沉淀反应。

第六节　实验准备、实验记录与实验报告

一、实验准备

实验前的准备工作是实验课得以顺利进行的保证，教师和学生在实验准备环节上应注意以下几点。

（一）教师实验准备

1. 技术准备

（1）完成实验教案：在做每个实验前，实验教师应把本实验的理论基础、原理、方法以及培养学生操作技能达到实验目的。作为技术准备的主要内容，并写出实验教案。

（2）预实验：教师在上实验课前，一定要按照实验要求完成预实验，针对预实验

中出现的问题及时处理，保证验证性实验的顺利进行。

2. 实验器具准备

（1）药材准备：天然药物化学实验内容就是从天然产物中提取有效成分并进行检识，药材质量的优劣直接影响到实验结果，同时尤其注意不同品种药材或来源不同产地的同一品种药材，在提取同一化学成分时操作流程可能差异较大。因而，选取适宜药材尤为重要。

（2）试剂准备：对于需要新鲜配制的试剂必须根据实验时间新鲜配制。按照实验人数和实验内容严格试剂用量，尤其是对有毒有害试剂要严格管理。

（3）设备仪器准备：实验课用的循环水泵、烘箱、水浴锅、酒精喷灯等都应在课前检查，保证其处于良好的状态。对于故障仪器要及时维修处理，保障实验顺利进行。

（二）学生实验准备

学生在实验之前要做好实验预习，通过阅读实验教材、查阅文献资料等，熟悉与实验有关的内容，明确实验目的和要求，掌握实验原理和操作要点，对于实验中可能出现的状况大胆预测，做出实验预案。了解所用仪器设备的操作规范和维护，合理统筹实验进程，完成实验预习报告。

二、实验记录

实验记录是实验的原始资料，也是实验报告和研究论文的依据。进行实验时必须备有原始记录本，保证原始记录本的完整、整洁、无缺页。实验过程中的实验现象和实验数据无论与实验预测一致与否都应该详实记录在记录本上。实验记录要简明扼要、字迹清晰。注意实验原始记录不得随意涂改，如果需要改正，可以在不正确的地方划线标示并在旁正确记录。

实验记录内容有：

（一）实验项目名称、日期、实验操作人员姓名。

（二）实验条件：温度、湿度；实验仪器规格和型号；分析测试条件。

（三）实验操作步骤及现象。

（四）实验数据、图谱。

（五）实验中遇到的问题及对策。

三、实验报告

实验报告是把实验的目的、方法、过程、结果等记录下来，经过整理，写成的书面汇报，是实验工作的总结和评价。实验报告的书写在文字和格式方面都有严格的要求，不同学科实验报告也不一样。实验报告要求文字简明扼要，条理清晰，字迹工整；实验数据要求采用表格或图形等形式处理。尤其要注意在根据实验记录整理实验报告的时候，务必写出实验讨论，其内容主要包括实验中遇到的主要问题及采取的解决对策，同时对于实验中出现的不合理设计要给出恰当的改进性建议等。有关天然药物化学的实验报告一般包括如下内容：

（一）实验项目名称及实验日期。

（二）实验目的及原理。

（三）实验材料（药材、试剂与试药）。

（四）实验内容（如用流程图表示天然产物的提取步骤）。

（五）实验结果（实验数据处理与结果表达，如用表格显示实验数据，绘图表示薄层色谱结果）。

（六）实验讨论（实验现象、实验条件、实验结果的讨论和总结分析）。

第三章 ▶ 天然药物化学实验的基本操作方法

第一节　天然药物化学成分的提取方法

天然产物所含的成分十分复杂，既有有效成分，又有无效成分。有效成分的提取就是将目标成分从细胞内释放，经细胞膜扩散到溶剂中，并最大限度地提取出药材中的目标成分，最低限度地浸出无效甚至有害成分，且避免药效成分的分解流失，以提高药物的治疗效果，降低不良反应。有效成分一般含量甚微，且往往多种有效成分共存，因此，有效成分的提取有一定的难度。化学成分的提取是天然药物化学研究的基础。目前，天然药物化学成分提取方法很多，按形成的先后和应用的普遍性可分为两大类：经典提取方法和现代提取方法。

一、经典提取方法

天然药物化学成分的经典提取方法根据其原理的不同可分为溶剂提取法、水蒸气蒸馏法、升华法等。

（一）溶剂提取法

1. 基本原理　溶剂提取法是依据"相似相溶"的原理，根据天然产物中各种成分在溶剂中的溶解性质，选用对活性成分溶解度大，对无效成分或毒性成分溶解度小的溶剂，将有效成分从药材组织中溶解出来的方法。

2. 溶剂的选择　溶剂选择原则是所需成分的溶解度大，对杂质溶解度小；沸点适中，易回收；低毒、安全。提取溶剂根据极性的不同大体上可以分成三类，即水、亲水性及亲脂性溶剂。水为强极性溶剂，溶解极性较大的成分。其特点为来源广，价廉，使用安全，但提取物杂质较多，易霉变等。一般提取盐（无机盐、有机盐）、糖（单糖、多糖）、氨基酸、蛋白质、鞣质、苷类等成分时可选择水。亲水性溶剂包括甲醇、乙醇、丙酮等。这类溶剂兼有水和亲脂性溶剂的特点。所以溶解范围较广，毒性较小，但易燃。植物中大多数成分均可溶于醇，如许多苷、苷元、生物碱及其盐等。亲脂性溶剂为极性较小的溶剂，如三氯甲烷、苯、石油醚、乙醚等。此类溶剂溶解范围窄，选择性强，毒性大，价格昂贵，穿透组织的能力较弱。适于提取极性较小的脂溶性成分。

常见溶剂及亲脂性顺序为：石油醚>四氯化碳>苯>三氯甲烷>乙醚>乙酸乙酯>正丁醇>丙酮>乙醇>甲醇>水。

3. 影响溶剂提取的因素　药材中化学成分在所选溶剂中的溶解度大小取决于其化学成分的结构，而化学成分在溶剂中的扩散速度则与温度、溶剂黏度、扩散面积及两相间的浓度差等有着密切的关系。药材的粉碎度、提取时的温度、压力、时间、溶剂性质及提取次数等，均对提取效率有着较大的影响。各类因素相互间的影响比较复杂，在提取过程中，应根据药材的特性、提取的目的及待提取成分的类型、特点等，优选提取条件，从而达到有效提取天然药物中化学成分的目的。

4. 提取方法

（1）浸渍法：渍法是指用一定量的溶剂，在一定温度下，将药材浸泡一定的时间，浸提药材的一种方法，具体分为冷浸法和温浸法。

本法简单易行，无需加热（必要时可温热），适用于遇热易破坏的有效成分及含大量淀粉、果胶、黏液质、树胶等加热易糊化黏锅的黏性药材、新鲜及易于膨胀的药材和价格低廉的芳香性药材的提取。通常用不同浓度的乙醇或白酒，故浸渍过程中应密闭，防止溶剂的挥发损失。浸渍法所需时间较长，不宜用水做浸提溶剂（易霉变可加入适当的防腐剂改善）。由于浸渍法溶剂的用量大，且整个提取过程呈静止状态，溶剂利用率较低，有效成分浸出不完全。因此不适用于贵重药材、毒性药材及高浓度的制剂。

（2）渗漉法：渗漉法是将药材粗粉装在渗漉装置中，不断添加新的溶剂，使其渗过药材，自上而下从渗滤器下部流出，从而浸出有效成分的一种浸出方法。可分为单渗漉法及重渗漉法等。

渗漉法属于动态浸提过程，有效成分浸出完全，适用于贵重药材、毒性药材及高浓度制剂，也可用于有效成分含量较低药材的提取。在渗漉过程中应控制流速，随时补充新溶剂，至渗滴液颜色极浅或颜色反应为阴性。

单渗漉法在常温下进行，选用溶剂多为水（可用酸水或碱水）及不同浓度的乙醇等，适用于遇热易破坏的成分的提取，因能保持良好的浓度差，故提取效率高于浸渍法，但溶剂消耗量大，提取耗时长。重渗漉法中浸提溶剂能多次重复利用，溶剂用量较单渗漉法减少。同时渗漉液中有效成分浓度高，可不必再加热浓缩，避免了有效成分受热分解或挥发损失，且成品质量较好。但所占容器太多，操作麻烦，较为费时。

（3）煎煮法：煎煮法是将药材饮片或粗粉加水加热煮沸，趁热滤过后取煎煮液的一种传统提取方法。药材中绝大部分成分可被不同程度地提取出来，适用于有效成分能溶于水且不易被高温破坏的天然药物提取，但遇热易破坏的成分及有效组分为挥发油的药材不宜用该法提取。含有大量果胶、黏液质等的药材，因煎煮后提取液黏稠，难以滤过，同样不宜使用。缺点是水对天然药物成分的溶解范围较广，选择性较差，容易煎煮出大量无效成分，杂质较多，提取液易霉变。但是煎煮法符合中医传统用药习惯，因而对于有效成分尚未弄清楚的天然药物或复方制剂，常采用煎煮法提取。

（4）回流提取法：回流提取法指采用回流提取装置对药材有效成分进行加热提取的一种常用方法。提取效率高，但是由于提取液受热时间较长，故只适用于对热稳定的药材成分的提取。且溶剂消耗量仍然较大，操作较麻烦。

（5）连续回流提取法：连续回流提取法是回流提取法的发展，弥补了回流提取法中溶剂需要量大、操作麻烦的不足。由于始终是新鲜溶剂提取药材，提取效率高，溶剂消耗量小，操作不繁琐。该法适用于脂溶性化合物的提取，药量少时多用该法进行提取。也常用于种子药材的脱脂以及除去植物药材的叶绿素，但所提取成分遇热不稳定的不易采用此法提取。

（二）水蒸气蒸馏法

水蒸气蒸馏法是用来提纯和分离液态或固态有机化合物的一种方法。该法设备简单、操作容易，适用于能随水蒸气蒸馏且不被破坏，不与水发生反应，而且难溶或不溶于水，且具有一定挥发性的天然药物有效成分的提取。天然药物中挥发油、小分子生物碱以及某些酚性物质的提取常采用此法。

（三）升华法

固体物质受热直接汽化，遇冷后又凝固为固体物质，称为升华。适用于在不太高温度下有足够大的蒸汽压力，高于 2.67kPa（20mmHg）的固态物质，即具有升华性的成分的提取。如樟木中樟脑和茶叶中咖啡因的提取就是采用升华法。该法简单易行，但是天然药物碳化后往往产生挥发性的焦油状物质黏附在升华物上，不易于精制除去；升华不完全，提取率低，有的还伴随有分解现象。且操作时间长，损失大，所以仅适用于实验室纯化少量（1~2g）物质。利用升华可除去不具升华性的杂质或分离不同升华度的固体混合物。对于易潮解、易与溶剂作用以及在溶剂中易离解的固体物质用这种方法提纯效果较好。

二、现代提取方法

（一）超声波提取法

超声提取法（ultrasonic extraction）是利用超声波产生的强烈的空化效应、机械振动及加热效应等多种作用来增大物质分子运动频率和速度，破坏植物的细胞，增加溶剂穿透力，加速药物有效成分进入溶剂，从而提高天然药物中有效成分的溶出速度和溶出度，促进提取效率的方法。

与传统提取方法如回流提取及索氏提取等相比较，超声提取法具有无需高温加热（适于 40℃~60℃）、常压提取、提取效率高、提取时间短、能耗少、操作简单、成本低廉及环保等优点。超声提取天然药物材不受成分极性、分子量大小的限制，适用于绝大多数种类天然药物和各类成分的提取。

（二）超临界流体萃取法

超临界流体萃取法（supercritical fluid extraction，SFE）技术是利用超临界流体为溶剂，从固体或液体中萃取出某些有效组分，并进行分离的一种技术。超临界流体是指在临界温度和临界压力以上，介于气体和液体之间的流体。具有液体和气体的双重性质，密度近似液体，易于溶解成分，黏度近似气体，易于扩散。因此，具有较强的溶解物质的能力。二氧化碳由于其条件温和、无毒无污染，常作为萃取剂使用，除此之外还有氧化二氮、乙烯、三氯甲烷、氮气等。该法主要用于脂溶性成分的提取，对于极性成分的提取需要加入适当的夹带剂如甲醇、乙醇、丙酮等，以改善溶剂选择性，提高溶解度和增加收率。

（三）微波萃取法

微波萃取即微波辅助萃取（microwave assisted extraction，MAE），是用微波能加热与样品相接触的溶剂，将所需化合物从样品基体中分离，进入溶剂中的一个过程。该技术克服了药材细粉易凝聚、易焦化的弊病，具有节省时间和试剂，且其设备简单，投资也较少。

微波萃取技术已被广泛地应用于天然活性产物的提取，采用该技术提取的成分已涉及生物碱类、蒽醌类、黄酮类、皂苷类、多糖、挥发油、色素等。但微波提取仅适用于对热稳定的物质，而对于蛋白质、多肽等热敏感物质，使用微波加热能导致这些成分的变性甚至失活。

（四）破碎提取法

植物组织破碎提取法（EMS）是通过破碎提取器使植物材料在适当溶剂中充分破碎，成匀浆状而达到提取的目的。闪式提取器广泛适用于中草药根（饮片）、茎（饮片）、叶、花、果实（饮片）、种子等的提取，可以单味天然药物提取，也可多味天然药物复方提取。该法不仅高效节能、操作简便，而且在室温提取，无成分破坏。

（五）分子蒸馏法

分子蒸馏（molecular distillation，MD）是一种在高真空下操作的蒸馏方法，这时蒸气分子的平均自由程大于蒸发表面与冷凝表面之间的距离，从而可利用料液中各组分蒸发速率的差异，对液体混合物进行分离。分子蒸馏技术作为一种新型的、特殊的液-液分离或精致技术，具有蒸馏温度低、蒸馏真空度高，物料不易氧化受损、传热效率高、减少了物料热分解、节能环保等特点。

分子蒸馏技术适用于高沸点、热敏性、易氧化成分的分离；适用于不同物质相对分子质量差别较大的液体混合物的分离；也可用于相对分子质量接近但性质差别较大的物质的分离；并且可用于脱除液体中的低分子质量物质（如有机溶剂、臭味等）；由于分子蒸馏是在高真空条件下进行，还可用于去除溶剂萃取后或化学反应产品残留的微量溶剂。但分子蒸馏设备价格昂贵，分子蒸馏装置必须保证体系压力达到的高真空度，对材料密封要求较高，且蒸发面和冷凝面之间的距离要适中，设备加工难度大，造价高。

（六）固相微萃取

固相微萃取（solid-Phasemicroextraction，SPME）是近年来国际上兴起的一项试样分析前处理新技术，是在固相萃取基础上发展起来的，它保留了其所有的优点，摒弃了其需要柱填充物和使用溶剂进行解吸的弊病，只要一支类似进样器的固相微萃取装置即可完成全部前处理和进样工作。SPME有三种不同的萃取方式：顶空萃取、直接萃取和空气萃取。

（七）半仿生提取法

半仿生提取法（semi-bionic extraction，SBE）从生物药剂学的角度，将整体药物研究法与分子药物研究法相结合，模拟口服药物经胃肠道转运吸收的环境，采用活性指导下的导向分离方法，是经消化道口服给药的制剂设计的一种新的提取工艺。

半仿生提取法将天然药物口服给药的传统方法同现代生物药剂学理论相结合，既符合中医药学重视方剂以综合成分发挥药效的传统理论与经验，又可以利用单体有效成分控制中药制剂质量。

（八）酶解提取法

酶解提取法是在传统提取方法的基础之上，根据植物药材细胞壁的构成。利用酶反应所具有的高度催化性和高度专一性的特点，选择适宜的酶将药材细胞壁成分分解、混悬或胶溶于溶剂之中，从而加快植物细胞内有效成分的溶解、扩散过程。

对酶法提取天然药物有效成分研究较多的是纤维素酶、果胶酶及各种蛋白质酶等，利用这些酶的高度选择性可以较好的破坏植物细胞壁，从而有利于多糖、黄酮、皂苷、生物碱等成分的提取。酶提取法作为一种新型的提取方法，具有反应条件温和，产物不易变性、提高提取率，缩短提取时间、降低成本，环保节能、优化有效组分、工艺简单可行。

（九）仿生提取法

仿生提取法（bionic extraction，BE）是模拟口服药经胃肠道环境转运原理而设计，目的是尽可能地保留原药中的有效成分（包括在体内有效的代谢物、水解物、螯合物或新的化合物）。

仿生提取法综合运用了化学仿生（人工胃、肠环境）与医学仿生（酶的应用）的原理，又将整体药物研究（仿生提取法所得提取物更接近药物在体内达到平衡后的有效成分群）与分子药物研究法（以某一单体为指标）相结合，是将生物技术手段应用到天然药物研究的尝试，集中体现了中医药基本理论的整体观、系统观。仿生提取法是以人工胃、肠环境为基础，依据正交试验法或均匀设计法、比例分割法，优选最佳条件（例如：pH、温度、时间、酶/底物浓度等），并加以搅拌设备（模拟胃肠道蠕动）。

仿生提取法主要是针对口服给药的提取。将原料药经模拟人体胃肠道环境，克服了半仿生提取法的高温煎煮易破坏有效成分的缺点，又增加了酶解的优势。多数药物是弱有机酸或弱有机碱，在体液中有分子型和离子型。根据人体消化道的生理特点，消化管与血管间的生物膜是类脂质膜，允许脂溶性物质通过，分子型药物更容易吸收。仿生提取法由于反应温和，无毒安全无污染，易于应用于工业生产，具有较高的学术价值和推广应用前景。

（十）空气爆破法

空气爆破法的应用原理与蒸气爆破法相似，是利用植物组织中的空气受压缩后而突然减压时释放出的强大力量冲破植物细胞壁，撕裂植物组织，使药材结构疏松，利于溶剂渗入药材内部，大幅度增加接触面积，同时利于溶剂在药材颗粒内部运动和输送，从而达到提取的目的。空气爆破法可使植物有效成分集中分布于最初阶段的浸出液中，这样可节省溶剂，减轻浓缩工艺的负担。适用于植物的根、茎、皮、叶等多纤维药材，但不宜用于短纤维和含大量淀粉的药材，避免爆破后的药渣太烂，给后续工艺带来麻烦。

第二节 天然药物成分分离方法

天然药物提取液浓缩后仍然是混合物，根据需要尚需进一步分离纯化。具体采用何种方法则随天然药物的性质不同而异。常用的分离纯化方法介绍如下。

一、固相析出法

改变溶液条件，使溶质以固体形式从溶液中分出的操作技术称为固相析出分离法。

（一）盐析法

盐析法是在天然药物的水提液中，加入易溶于水的无机盐至一定浓度或达到饱和状态，使某些成分在水中的溶解度降低而析出。常用作盐析的无机盐有氯化钠、硫酸钠、硫酸镁、硫酸铵等。如自三七中提取三七皂苷可以加入硫酸镁沉淀析出。有些成分如原白头翁素、麻黄碱、苦参碱等水溶性较大，在提取时，往往先在水提取液中加入一定量的食盐，再用有机溶剂萃取。许多大分子物质常用盐析法进行沉淀分离，如蛋白质、多肽、多糖、核酸等。其中，以蛋白质沉淀最为常见，特别是在粗提阶段。

（二）结晶及重结晶法

结晶法的分离原理是利用温度不同引起溶解度的改变分离物质。

一般情况下，待分离得到的成分都有一定的结晶形态，通过寻找合适的溶剂进行成分提取，待放冷或稍浓缩便可得到结晶，此过程本身就可用于对物质做进一步分离精制，但由于最初析出的结晶多少会带有一些杂质，因此反复结晶才能得到纯粹的单一晶体，此步骤称为重结晶（也称复结晶）。

1. 结晶的条件　需要结晶的溶液往往呈过饱和状态，通常是在加温的情况下，使化合物溶解过滤除去不溶解的杂质，再浓缩放冷后析出。最合适的温度为 5℃ ~ 10℃。如果在室温条件下可以析出的结晶，就不一定要放入冰箱中。一般放置对形成结晶来说是一个重要条件，它可以使溶剂自然挥发到适当的浓度，即可析出结晶。而有时溶液太浓，黏度大不易结晶，而浓度适中，逐渐降温可能析出纯度较高的结晶。

2. 结晶溶剂的选择　合适的溶剂是形成结晶的关键。溶剂应是惰性的，即不与成分发生化学反应，同时溶解度随温度的不同而有显著的差别。即热时具有较好的溶解性，放冷则析出。对杂质来说，在该溶剂中应不溶或难溶，亦可采用对杂质溶解度大的溶剂而对欲分离物质不溶或难溶，则可用洗涤法除去杂质后再用合适溶剂结晶。要找到合适的溶剂，可参考"相似相溶原理"，如极性的羟基化合物易溶于甲醇、乙醇或水中。

常用的结晶溶剂有甲醇、乙醇、丙酮和乙酸乙酯等，但所选溶剂的沸点应低于化合物的熔点，以免受热分解变质。溶剂的沸点应低于结晶时的温度，以免混入溶剂结晶。此外，若单一溶剂不适合则可选用两种或两种以上的混合溶剂，要求低沸点溶剂对物质的溶解度大、高沸点溶剂对物质的溶解度小，这样在放置时，沸点低的溶剂较易挥发，而比例逐渐减少易达到过饱和状态，有利于结晶的形成。选择溶剂的沸点不宜太高，否则不易浓缩，同时不易除去，如很少采用正丁醇溶剂进行重结晶。

3. 制备结晶的方法　结晶形成过程可分为两部分——晶核的形成和结晶的增长，因此溶剂的选择是形成晶核的关键。基本方法是将化合物溶于适当的溶剂中，过滤、浓缩至适宜体积后，置于带瓶塞的三角瓶中静置。若放置一段时间后没有结晶析出，可松动瓶塞，使溶剂自动挥发，或加入少量晶种诱导晶核形成，可有效得到结晶。在没有晶种的情况下，可用玻璃棒摩擦玻璃容器内壁，产生微小颗粒代替晶核诱导结晶形成，有时用玻璃棒蘸取过饱和液在空气中挥发除去部分溶剂后形成固体或结晶，再摩擦玻璃壁产生晶核。

4. 实验操作　选择合适的溶剂将化合物加热溶解，溶液趁热过滤，以除去其中的不溶杂质，有时在过滤之前加入少量活性炭脱色处理，浓缩溶液使所需成分饱和，将其静置放冷，使其中有效成分大部分析出后，抽滤结晶，并用少量不溶性溶剂洗涤，抽干即得。若单一溶剂效果不理想，可选两种以上溶剂混合。

5. 不易结晶或非晶体化合物的处理 化合物不易结晶，在很大程度上是纯度不够导致，这种情况就需要进一步纯化所需化合物。而另一方面是化合物本身性质决定，这往往需要制备结晶性的衍生物或盐，再用化学方法处理回原来化合物以分离提纯。

（三）沉淀法

分离过程中，通过在天然药物提取液中加入某种沉淀试剂使之生成不溶于水的盐类络合物等沉淀析出达到分离目的的方法，为沉淀法。

1. 铅盐沉淀法 中性乙酸铅和碱式乙酸铅在水及醇溶液中能与多种天然药物成分形成难溶的铅盐沉淀，故可利用这种性质使有效成分与杂质分离。中性乙酸铅可与酸性物质或某些酚性化合物如有机酸、氨基酸、蛋白质、黏液质、鞣质、树脂、酸性皂苷、部分黄酮和花色苷等结合生成难溶性铅盐，而天然药物中能与碱式乙酸铅生成不溶性铅盐或络合物的范围更广。通常将天然药物的水或醇提取液加入乙酸铅浓溶液中，静止后过滤出沉淀，将沉淀洗液并入滤液，向滤液中滴加碱式乙酸铅饱和溶液直至不产生沉淀为止，这样就可得到乙酸铅沉淀物、碱式乙酸铅沉淀物及母液三部分。接着将铅盐沉淀悬浮于新溶剂中，通入硫化氢气体，使沉淀分解并转为不溶性硫化铅而沉淀。

2. 试剂沉淀法 向天然药物提取物中加入特定的试剂可以使具有某种性质的成分沉淀析出。例如，在生物碱盐溶液中加入某些生物碱沉淀试剂，生物碱会生成不溶性复盐析出；一些天然皂苷易溶于碱性溶液，加入酸后可使之沉淀析出；某些蛋白质可以通过改变溶液 pH，利用其在等电点时溶解度最小的性质而使之沉淀析出。此外还可以用明胶、蛋白溶液沉淀鞣质。

二、萃取法

萃取法是利用混合物中的各成分在两种互不相溶的溶剂中的分配系数不同而实现分离的目的。

1. 简单萃取法 物质在两种互不相溶的混合溶剂重新分配的过程，可通过简单的分液漏斗实现操作。天然药物成分及其较适用的提取溶剂见下表3-1。

表3-1 天然药物成分及其较适用的提取溶剂

天然药物成分的极性		植物药成分的类型	适用的提取溶剂
强亲脂性（极性小）		挥发油、脂溶性色素、甾醇类、某些苷元	石油醚、己烷
亲脂性		苷元、生物碱、树脂、醛、酮、醇、醌、有机酸、某些苷类	乙醚、三氯甲烷
中等极性	小	某些苷类（如强心苷等）	三氯甲烷∶乙醇（2∶1）、乙酸乙酯、正丁醇
	中	某些苷类（如黄酮苷等）	
	大	某些苷类（如皂苷、蒽醌苷等）	
亲水性		极性很大的苷、糖类、氨基酸、某些生物碱盐	丙酮、乙醇、甲醇
强亲水性		蛋白质、黏液质、果胶、糖类、氨基酸、无机盐类	水

2. 逆流连续萃取法 是一种连续的两相溶剂萃取法。其装置可具有一根或数根萃取管组成。管内用小瓷圈或小的不锈钢丝圈填充，以增加两相溶剂萃取时的接触面。其装置图如图3-1。

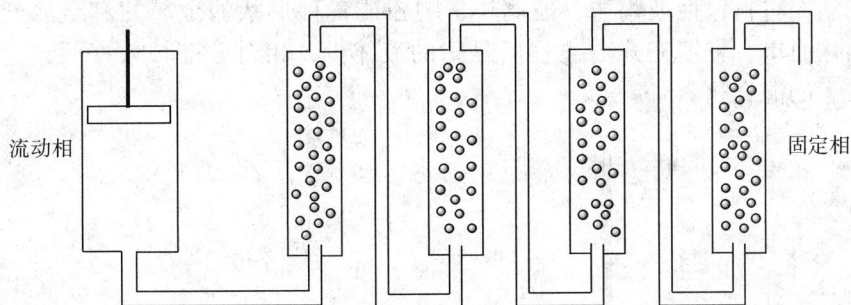

流动相   固定相

图3-1　逆流连续萃取法

3. 逆流分溶法和液滴逆流分配法　逆流分溶法（counter current dietribution，CCD）：又称逆流分配法或逆流分布法。利用不同物质在两个互不相溶的溶剂中溶解度不同的原理使混合物分离的方法。当简单萃取不能满足需要时，则需通过多次、连续的液-液萃取分离技术来达到目的。利用此原理制成了连续、自动的逆流分溶仪。该仪器可使两种性质相似、溶解常数很接近的化合物，经过一定次数振摇、转移的操作，达到分离的目的。逆流分溶法因操作条件温和、试样易回收，故特别适合于中等极性、不稳定、性质相似成分的分离。另外，溶质浓度越低，分离效果越好。但试样极性过大或过小，或分配系数受浓度或温度影响过大，或易于乳化的萃取溶剂系统，则不宜采用此法分离。

液滴逆流分配法（droplet counter current chromatography，DCCC）：该法是在逆流分溶法基础上改进发展起来的一种高分离效能的两相溶剂萃取法。利用混合物中各成分在两液相间分配系数的差别，由流动相形成液滴，通过作为固定相的液体柱而达到分离纯化的目的。该法的固定相和流动相都是液体，分离效果往往比逆流分溶法好，且不会产生乳化现象。移动相用氮气驱动，被分离物质不会因遇空气中氧而氧化。应用该法可较好地分离纯化多种成分，如皂苷、生物碱、蛋白质、多肽、氨基酸及糖类等。

三、分馏法

分馏也是分离化合物的常用方法。对于能够互溶的液体体系的分离，可利用沸点不同进行分馏，再精制和纯化。一般在挥发油和液体生物碱的纯化中采用此方法。

（一）基本原理

分馏实际上就是利用分馏柱进行反复多次的简单蒸馏过程。

将完全互溶的液体混合物加热到其中各组分的蒸气压总和等于外界大气压时，液体混合物开始沸腾，此时沸腾液体中各组分的组成比和与之平衡的蒸气中各组分的组成比是不同的。通常易挥发（即沸点低）的组分在蒸气中的比例要比在液体中的比例高。将蒸气冷凝后，馏出液中低沸点成分所占的比例要比保留在蒸馏瓶中的比例高。

（二）分馏装置

实验室中的简单分馏装置可分为五部分——热源、蒸馏器、分馏柱、冷凝器和接收器（图3-2）。分馏装置的分馏能力主要取决于分馏柱，与其高度、填充料类型及柱身的绝热性能等有关。实验室常用的分馏柱是填充式分馏柱，在柱内填上惰性材料，以增加表面积，使气-液两相充分接触，分馏效果好，适合分离沸点差别较小的混合物。常用的填充材料包括玻璃珠、玻璃环、陶瓷或各种形状的金属片和金属丝。而韦氏分馏柱结构简单，较填充式分离柱所黏附的液体少，相对分馏柱效率低，适合分离沸点差别较大的混合物。

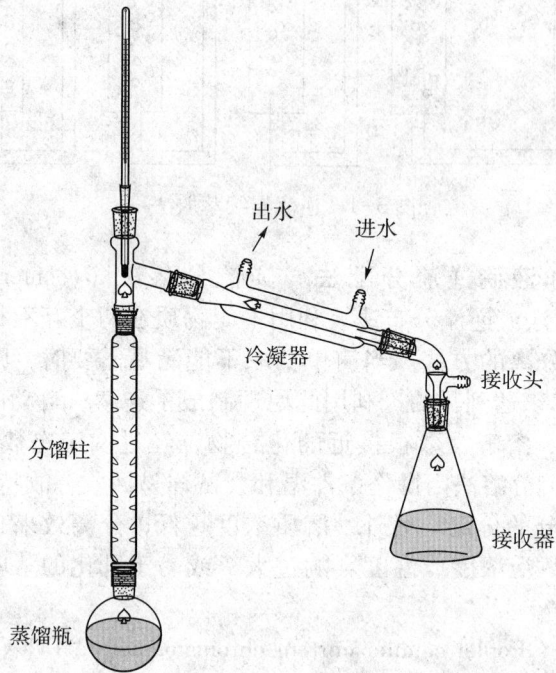

图3-2　分馏装置图

（三）分馏操作

将待分馏的混合物加入放有止暴剂（如沸石）的圆底烧瓶中，按图装好分馏装置，其装配原则同蒸馏装置。因不能直接加热，需选用合适的热浴并开启冷凝水，小火加热至液体沸腾后减慢加热速度控制浴温，使蒸气慢慢升入分馏柱。若室温较低或液体沸点较高，可用石棉绳将分馏柱包裹以减少柱内热量散发。蒸馏过程要注意控制分馏速度，当蒸气上升到分馏柱顶端时再次减慢加热速度，控制馏出液流出速度为2~3秒每滴。分馏速度不宜太慢，否则蒸气时断时续导致温度波动；但也不宜太快，否则会导致馏出物纯度下降。低沸点组分分馏完后，温度骤然下降，此时再逐渐升温，按沸点分馏出各组分。

四、色谱法

利用待分离混合样品中的各组分在固定相与流动相相互之间的作用不同，致使各组分通过固定相的速率不同，从而使各组分分离的方法称为色谱法。其特点是分离效果好，对于经典方法难以得到分离的化合物可以采用色谱法，但对于所用吸附剂或支持剂、试剂、仪器设备等要求较高，技术操作较为细致，周期也长，故主要作为实验室常规分离方法，在工业生产中运用较少。

（一）吸附色谱法

吸附色谱法常叫做液-固色谱法，它是基于在溶质和固体吸附剂上的固定活性位点之间的相互作用。可以将吸附剂装填于柱中、覆盖于板上、或浸渍于多孔滤纸中。吸附剂是具有大表面积的活性多孔固体，例如硅胶、氧化铝和活性炭等。活性点位例如硅胶的表面硅烷醇，一般与待分离化合物的极性官能团相互作用。分子的非极性部分对分离只有较小影响，所以液-固色谱法十分适于分离不同种类的化合物。

1. 色谱柱的选择 色谱柱是否带玻璃塞、长度、内径等都可能影响分离效果。柱内径与柱长之比通常为 1∶10~1∶20。若柱短粗则分离效果差；而细长则分离速度慢，样品长时间吸附在硅胶上或被光照射会使某些成分发生变化。而过长的柱子装填难度也较大，因此在分离复杂样品时常先使用短粗柱子进行粗分，再用细长柱子进行进一步分离。所用的色谱柱应比装入吸附剂的柱子长一段，或具有储液球。吸附色谱所用的洗脱剂均为有机溶剂，因此不能用凡士林作为色谱柱玻璃塞处的润滑剂和密封剂，需要改用淀粉甘油糊。

2. 装柱方法 色谱柱要求填装均匀，且不带有气泡，否则因分离物质的移动速度不规则会影响分离效果。装填时先将色谱柱垂直固定于支架，在柱底端填入少许棉花使其成为一个表面平整的薄层，再选用干法或湿法进行装填。

（1）干装法 在柱顶端放一个玻璃漏斗，将硅胶均匀倒入柱内并轻轻敲打色谱柱，使其填装均匀。装好后打开色谱柱下端活塞，沿管壁轻轻倒入洗脱剂，操作中防止硅胶被冲起，且硅胶湿润后柱内不能有气泡。如有气泡可以通过搅拌等方法除去，或再次加入洗脱剂通过压缩空气使气泡随洗脱剂流出。

（2）湿装法 量取一定量洗脱剂（V_0）倒入色谱柱并打开底端活塞，使洗脱剂滴入接收瓶，同时将硅胶慢慢加入；或将硅置于烧杯中，加入一定量的洗脱剂，充分搅拌除去气泡后加入柱内。一边沉降一边添加直到加完。硅胶的加入速度不宜太快，避免带入气泡，也可在柱外轻轻敲打使其均匀下降。硅胶加完后再让洗脱剂流滴一段时间，使色谱柱高于硅胶面上的洗脱剂基本全部流入接收瓶，准确测量接收瓶中溶剂量（V_1），计算 V_0-V_1 的差值，即色谱柱内洗脱剂体积，可判断大概收集洗脱液时间。

3. 加样

（1）湿法加样 将样品溶于洗脱剂中，若溶解不了改为其他小极性溶剂，在保证样品能够完全溶解的基础上尽可能采用极性足够小的溶剂，保证分离效果。溶液体积不宜过大，否则会使色带分散不集中，从而影响分离效果，通常不超过色谱柱保留体积的 15%。将色谱柱中多余的洗脱剂放出，再用滴管将样品溶液慢慢加入，避免使柱面受到扰动。样品溶液加完后，打开底端活塞将液体慢慢放至液面与柱面齐平，再用少量溶剂洗涤容器数次，全部加入色谱柱内。

（2）干法加样 将样品溶解在易溶的有机溶剂中。注意样品体积不要太大，通常不超过色谱柱保留体积的 30%，否则会影响分离效果和降低样品的回收率；但样品体积太小也会造成溶液过浓，影响分离效果。称取一定量硅胶置于蒸发皿中，用滴管慢慢加入样品溶液并搅拌，待硅胶已完全被样品溶液湿润时，在水浴锅上蒸出溶剂，若样品溶液还没有加完，重复以上步骤直到加完。同时应避免长时间加热样品与硅胶，导致样品中某些成分受热后结构改变。蒸出溶剂后附有样品的硅胶在烘箱中烘烤一定时间除去水分，按湿法装柱的方法装入，同样注意避免柱面受到扰动。

4. 洗脱（展开）过程及洗脱剂（展开剂）的选择 上样完成后开始收集流出的洗脱液，当液面与柱面相同时，缓慢加入洗脱剂。取一个直径与色谱柱内径相同的滤纸片并扎若干小孔，置于柱面，再加入约2cm厚的硅胶（动作轻慢避免气泡），最后加入一小块脱脂棉以防柱面被破坏。流分收集可按色谱带收集或按等流分收集法收集。因有些物质在日光下无法观察到明显色谱，且一个色带可能含有多种成分，可采用后者进行流分收集。每份洗脱液的体积根据硅胶用量和样品分离难易程度而定。为了及时监控色谱柱中洗脱情况，通常采用薄层色谱或纸层色谱的方法检查，以此调节收集体积和溶剂更换。若回收溶剂后依然得到几种成分的混合物，则需要重复上述步骤进行进一步分离。要注意在整个过程中不能使吸附剂表面液体流干，同时洗脱液流出速度也不宜过快。

洗脱剂的选用根据填充剂的化学性质选择，而极性根据薄层色谱决定。分离过程中不仅要考虑化合物与吸附剂表面的相互作用，还要考虑化合物与洗脱剂间的相互作用，如形成分子间氢键、洗脱剂对化合物的溶解度等。一般来说，色谱柱中的吸附剂为极性吸附剂时，根据"相似者易于吸附"的经验规律，从低极性溶剂开始洗脱，逐步增加极性，可以使吸附在吸附剂上的成分按极性从小到大的顺序逐个被洗脱下来，达到分离目的。通常在进行柱色谱之前需要通过薄层色谱法寻找洗脱剂以及检查流分。

（二）分配色谱法

当需要分离的物质在两相溶剂中的分配系数相差很小，无法用萃取方法分离时，分配色谱就能起到使其在两相溶剂中不断地进行反复分配提取的作用。分配色谱法是用一种多孔性物质作为支持剂，将极性溶剂在色谱过程中始终固定在支持剂上作为固定相，另一种极性较小的溶剂作为移动相用于洗脱。洗脱过程中在移动相中分配量大的成分移动速度快。

原则上各类化合物均可用分配色谱的方法进行分离，但由于反向分配色谱使用较少，因此该方法主要用于水溶性较大的化合物的分离，如皂苷类、糖类、氨基酸类、极性较大的强心苷类、有机酸类以及酚性化合物。

1. 装柱 将支持剂与一定量的固定相混合均匀，再将混有固定相的支持剂倒入盛有移动相溶剂的柱中，按一般湿法装柱操作方法进行操作。因分配色谱是利用不相互溶的两种溶剂，故必须要预先将两相溶剂放在一起振摇，使两相溶剂相互饱和，待分层后分别取出使用。色谱柱固定相支持剂段直径与长度的比通常为1:10~1:20，对分配系数较为接近成分的分离，甚至可加大到1:40以上，一般1m长的色谱柱分离效果相当于数百支逆流分溶管或数个分液漏斗的萃取效果。支持剂用量通常较吸附色谱大，样品与支持剂用量之比为1:100~1:1000，具体用量主要取决于分离工作的难易程度。而物质的分配系数往往会随环境温度发生变化，因此最好采用隔层套管以保持恒定温度。

2. 加样 加样过程根据样品的溶解性质分为三种情况：如样品能溶于移动相，可用少量移动相溶解，加于柱顶再进行展开；如样品难溶于移动相而易溶于固定相，则用少量固定相溶剂溶解，再用支持剂吸着，装于柱顶进行展开；若样品在两相溶剂中的溶解度都不大，则另选溶剂溶解后加干燥支持剂拌匀，待溶剂挥尽后加入不超过 1 倍量固定相的溶剂拌匀，装于柱顶展开。

3. 洗脱 上样完成后用移动相溶剂进行洗脱，收集流出的洗脱液，当液面与柱面相同时，缓慢加入洗脱剂。回收溶剂，用薄层色谱等方法检查，相同者合并。所用移动相溶剂常为固定相溶剂的 5~10 倍。在分配色谱进行过程中，为尽量保证溶质在两相溶剂之间达到平衡，故移动相溶剂的流速应较慢。

4. 溶剂系统的选择 使用分配色谱时溶剂系统的选择应依据有效成分和杂质的溶解度，也可借助硅胶分配色谱或纸色谱的结果来摸索分离条件。一般来讲，生物碱类或酸性物质可用缓冲溶液做固定相。硅胶分配色谱常用的固定相和移动相如下表 3-2。

表 3-2 硅胶分配色谱常用的固定相和移动相

分离的物质	固定相	移动相
水溶性生物碱	水或缓冲溶液	丁醇，乙酸乙酯
苷类	水	三氯甲烷，乙酸乙酯，含 0.5% 甲醇的乙酸乙酯
酚性化合物	水	环己烷
有机酸	0.05mol/L 磷酸缓冲液	环己烷-三氯甲烷（或石油醚）（3：1） 三氯甲烷-乙醚（1：1）

近年来，在使用硅胶柱色谱分离皂苷等极性较大的化合物时，常以含水的溶剂，如三氯甲烷-甲醇-水、二氯甲烷-甲醇-水等作为洗脱剂，由于在洗脱过程中硅胶会逐渐吸附洗脱剂中的水，使硅胶中水分逐渐增大，故可以认为该类色谱开始时是吸附色谱，但随着硅胶中水的增多，也就是固定相的增加，逐渐变为硅胶分配色谱了。

（三）聚酰胺色谱法

聚酰胺（polyamide）是由酰胺聚合而成的一类大分子化合物。聚酰胺既有半化学吸附色谱的性质，又有分配色谱的性质，属于双重色谱吸附剂。其广泛应用于黄酮类、醌类、酚酸类、木脂素类、生物碱类、萜类、甾体类、糖类以及氨基酸类等各种极性、非极性化合物的分离，尤其在多元酚类化合物、含羧基、羰基化合物的分离中具有优势。

1. 色谱用聚酰胺 聚酰胺具有许多种类，如锦纶 6、锦纶 66、锦纶 11 等，其中数字代表取代基或酰胺单元中碳原子数目。聚酰胺的溶解性和分子量大小在聚酰胺色谱方法中起着重要作用。其中锦纶 6 和锦纶 66 既具有亲脂性又具有亲水性，且分子量在 16000~20000 之间，熔点在 200℃ 左右，既可用于分离水溶性成分，又可以分离脂溶性成分，且分子量大小适中，在工作中最为常用。

2. 聚酰胺色谱法的操作过程

（1）装柱 用聚酰胺柱色谱分离天然药物成分存在洗脱速度太慢及小分子聚合物易被洗脱等弊端。因此需要在上柱前预先用孔径小于 0.002cm 的筛子筛去细粉，以加速聚酰胺柱的洗脱速度。若被分离物质是多元酚类、多硝基类或羧酸类化合物（如黄酮类、醌类以及酚酸类）等，所用洗脱剂多为水和含水乙醇或含水甲醇，则通常以水为溶剂装柱。若要分离的成分是萜类、皂苷类、甾体类、生物碱类、苯丙素类以及含有酚羟基较少的酚酸类化合物时，通常所用的洗脱剂是极性较小的有机溶剂，装柱所用的溶剂则要用柱色谱的起始洗脱剂。

（2）加样　聚酰胺的载样量较大，通常每100ml聚酰胺颗粒可上1.5~2.5g样品，可根据具体情况适当增减。上样的具体方法同硅胶柱上样方法。如果起始洗脱剂是含卤素的溶剂，如三氯甲烷、二氯甲烷等，则需要先将色谱柱底端的溶剂放出，然后才能上样。上样后在色谱柱上端加适量的空白聚酰胺、滤纸以及玻璃球等，在关闭色谱柱时，最好将色谱柱顶端多余的含卤素溶剂放出，以免聚酰胺漂浮起来搅乱色带。样品常用洗脱剂溶解，其浓度通常为20%~30%，若样品在起始洗脱剂中不溶解，可采用甲醇、乙醇、丙酮、乙醚等易挥发的有机溶剂溶解。拌入聚酰胺颗粒的干粉中拌匀后将溶剂减压蒸去，再用洗脱剂浸泡装入柱中。

（3）洗脱　聚酰胺柱色谱用的洗脱剂分为氢键吸附色谱用和分配色谱用两类。当主要为氢键吸附色谱时，常用的洗脱剂是水和不同浓度的乙醇水溶液，先用水洗脱，再依次用不同浓度的乙醇进行洗脱（浓度依次为10%、20%、30%、50%、70%、95%等）。如仍有物质未被洗脱，可采用3.5%氨水洗脱。当主要为分配色谱时，常用洗脱剂与硅胶柱色谱大致相同，为常用有机溶剂。值得注意的是，含氯的溶剂对聚酰胺小分子聚合物有一定溶解力，容易污染样品，应尽量避免使用。一般根据洗脱剂的颜色或蒸干后的残留物确定是否更换洗脱剂，当洗脱液的颜色很淡或蒸干后留有的残渣很少时更换下一种溶剂。以适当体积分瓶收集（通常是每一个柱保留体积为一份，如果样品较难分离或成分较为复杂，可适当减少每份的体积），减压浓缩后分别进行薄层检查（以聚酰胺薄膜为佳），相同者合并蒸去溶剂，以适当溶剂重结晶即可。如用聚酰胺色谱分离芳香硝基类化合物和二硝基苯代氨基酸（DNP-氨基酸）类化合物，因聚酰胺对其吸附力很强，用一般溶剂系统很难洗脱，可用二甲基甲酰胺-乙酸-水-乙醇（5：10：30：20）混合溶液洗脱。

3. 聚酰胺薄膜色谱常用溶剂系统

（1）黄酮苷类：甲醇-乙酸-水；甲醇-水；乙醇-水，丙酮-水；异丙醇-水，30%~60%乙酸，乙酸乙酯-乙醇；三氯甲烷-甲醇；正丁醇-乙醇-水；三氯甲烷-甲醇-丁酮。

（2）黄酮苷元类：三氯甲烷-甲醇；三氯甲烷-甲醇-丁酮；苯-甲醇-丁酮；三氯甲烷-甲醇-甲酸；三氯甲烷-甲醇-吡啶；三氯甲烷-甲醇-苯酚。

（3）醌类：10%乙酸；正己烷-苯-乙酸；石油醚-苯-乙酸。

（4）酚类：丙酮-水；苯-甲醇-乙酸；环己烷-乙酸；10%乙酸。

（5）糖类：乙酸乙酯-甲醇；正丁醇-丙酮-水-乙酸。

（6）生物碱：环己烷-乙酸乙酯-正丙醇-二甲胺；水-乙醇-二甲胺。

（7）氨基酸衍生物：苯-乙酸；50%乙酸；甲酸-水；乙酸乙酯-甲醇-乙酸；0.05mol/L磷酸三钠-乙醇；二甲基甲酰胺-乙酸-水-乙醇；三氯甲烷-乙酸。

（8）甾体类和萜类：己烷-丙酮；三氯甲烷-丙酮。

（9）甾体苷类：甲醇-水-甲酸；乙酸乙酯-甲醇-水-甲酸。

以上溶剂系统仅供参考，有些溶剂系统可能适用于多种类型化合物的分离，各种溶剂系统的比例可根据 R_f 值的具体情况作适当调整。

4. 聚酰胺色谱的应用 在分离黄酮类和部分酚酸类化合物时，聚酰胺柱色谱是最有效的方法之一。用聚酰胺柱色谱可将天然药物中的黄酮类和非黄酮类、黄酮苷类和黄酮苷元类分开。一般来说，对于黄酮苷元类用极性较小的溶剂系统洗脱较好，即用分配色谱比用氢键吸附色谱分离效果好。因为聚酰胺对于鞣质的吸附性特别强，特别对于大分子鞣质的吸附是不可逆的，因此可利用这一性质用聚酰胺将天然药物粗提取物中的鞣质除去。

（四）大孔吸附树脂色谱法

大孔吸附树脂是一种大分子聚合物，也称大孔网状聚合物吸附剂或大孔网状吸附剂。大孔吸附树脂色谱不仅适合于离子型化合物（如生物碱类、有机酸类、氨基酸类）的分离纯化，也适合非离子型化合物（如黄酮类、萜类、苯丙素类、皂苷类）的分离纯化。从分离机制上来讲，它既有物理吸附，又有半化学吸附（氢键吸附），还兼具有分子筛的作用。近年来，大孔吸附树脂色谱被广泛应用于天然药物有效部位及化学成分的分离和纯化，有些已经应用到工业化生产中并取得了良好的效果。

1. 影响大孔吸附树脂吸附力的因素

（1）被分离物极性大小：根据相似吸附原理，非极性大孔吸附树脂易吸附非极性物质，极性大孔吸附树脂易吸附极性物质。在实际分离工作中，既不可以让大孔吸附树脂对被分离物质吸附过强，致使被分离物质难以从树脂上洗脱；也不可以让被分离物质被吸附过弱造成难以分离。因此被分离物质极性和树脂极性不能相差太远，而极性大小是一个相对概念，要根据被分离物分子中极性基团与非极性基团的数目和大小来综合判断。对于未知化合物，可通过一定的预实验和薄层色谱或纸色谱来判断。

（2）被吸附物分子量：通常对于同类型化合物，分子量越大树脂对其吸附力就越强。

（3）溶液酸碱性：天然药物中的有效成分及化学成分大多数是酸性、碱性或两性的。对于这些化合物，改变溶液的酸碱性，就会改变他们的离解度。离解度不同，化合物的极性就不同，树脂对它们的吸附力也就不同，所以溶液的酸碱性对于分离效果具有很大的影响。通常酸性化合物在酸性溶液中易被树脂吸附，碱性化合物在碱性溶液中易被树脂吸附。中性化合物虽然在酸性、碱性溶液中均不离解，酸碱性对分子的极性没有大的影响，但最好还是在中性溶液中进行，以免酸碱性对化合物的结构造成破坏。

（4）氢键：有些大孔吸附树脂含有能与酚羟基、羧基等基团形成分子内氢键的基团（如酯基、酰胺基等）。在使用这类大孔吸附树脂时，被分离物中是否含有能与它们形成分子间氢键的基团是影响树脂对它们吸附能力强弱的因素。如在用含有酯基的大孔吸附树脂 Amberlite CXAD-7 分离银杏叶的有效成分时，该树脂对于银杏叶中的黄酮具有很好的吸附力，完全可以使有效部位中的总黄酮含量达到要求，甚至可以大大超过，但对内酯的吸附力就很弱。原因在于黄酮分子中含有很多酚羟基，而这些酚羟基可以与树脂中的酯基形成分子间氢键，从而大大增加了树脂对黄酮的吸附力。

（5）溶剂：溶剂对吸附力的影响主要来自两个方面，一方面是对被分离物质离解度的影响，另一方面是对被分离物质溶解度的影响。可以使被分离物离解度增加的溶剂或通过诱导可以使被分离物极性增大的溶剂均可降低树脂对被分离物质的吸附力。

被分离物质在溶剂中的溶解度越大，大孔吸附树脂对其吸附力越弱。对于非极性树脂，洗脱剂的极性越小，洗脱力越大。对于中等极性的树脂和极性较大的化合物，常用水、含水醇、甲醇、乙醇、丙酮等极性溶剂进行洗脱。

2. 大孔树脂色谱的操作过程

（1）树脂的预处理：由于商品吸附树脂在出厂前没有经过彻底清洗，多数时候都会残留致孔剂、小分子聚合物、原料单体、分散剂和防腐剂等物质，使用前需要进行预处理除杂。先将树脂装至色谱柱高 2/3 处，用水进行反洗，使树脂层松散、展开，将树脂的细微粉末和机械杂质洗去。接着将水放至略高于树脂床的顶部，加入乙醇或丙酮，用乙醇或丙酮慢速洗涤（必要时可用乙醇或丙酮浸泡一段时间），洗至乙醇或丙酮液澄明且蒸干后不留或只有很少残渣为止，最后用水将乙醇或丙酮洗出即可。有时因长期存放变干，或对树脂的纯度有更高的要求，则可依次用水、甲醇、甲苯、乙醇、水洗涤，这样不仅能洗出有机杂质，还可洗出线型聚合物，对于变干缩孔的树脂还能使其孔的结构恢复至最佳状态。

（2）装柱：将大孔吸附树脂置于烧杯中，加水后充分搅拌赶尽气泡，放置几分钟待大部分树脂沉降后，倾去上面的泥状微粒，反复此过程直到上层液透明。在色谱柱底部放少许中性玻璃丝，使玻璃丝厚度达到 1~2cm，用玻璃棒或玻璃管将其压平。在树脂中加入少量水，搅拌后倒入保持垂直的色谱柱中使树脂沉降，让水流出，如果把粒度大小范围较大的树脂和多量的水搅拌后分几次倒入，则色谱柱上下部的树脂粒度往往会不一致，影响分离效果，故最好一次性将树脂倒入。注意在整个装柱过程中不要让气泡进入色谱柱，最后要在色谱柱顶部加一层干净玻璃丝以免加液时把树脂冲散。

（3）上样：将水放至与色谱柱上部柱床水平面相同时，在色谱柱上部加入样品溶液（多数为水溶液），一边从色谱柱下部放出色谱柱中的原有溶剂，一边从色谱柱上部补加样品溶液，此时色谱柱的流速要适当。流速太快不利于树脂对样品的吸附，易造成谱带的扩散，影响分离效果和上样量。上样量与分离目的和被分离物质的性质有关，如果是用于天然药物有效部位的分离及精制，树脂对所需要的成分吸附力较强，且不能被起始洗脱剂所洗脱，可通过显色剂、薄层色谱或纸色谱来确定上样量。不时对洗脱液进行检查，当所需成分开始被洗脱出柱时停止加样。当分离实验对精细度要求较高时，需要通过小实验摸索。

（4）洗脱：大孔吸附树脂色谱常用的洗脱方法是依次用水、不同浓度的乙醇或甲醇、丙酮等进行洗脱。回收溶剂，用薄层色谱、纸色谱或其他方法进行检测，合并相同者。通常当洗脱液蒸干后留有很少残渣时，更换下一个洗脱剂。通常洗脱流速越快，载样量越小，导致分离效果不好。洗脱流速越慢，载样量越大，分离效果较好。但由于流速过慢会延长实验周期，提高成本，故要根据具体实验情况摸索和确定流速。

（5）树脂再生：大孔吸附树脂经再生后可反复使用。通常树脂使用后，会在树脂表面和内部残留一些杂质，先用乙醇将其洗至无色，再用水将乙醇洗去即可。当树脂反复使用几次后，由于在柱床内部残留的杂质较多和有部分树脂碎裂，可先用水从色谱柱的下部进行反洗，使色谱柱床松散、展开，将树脂的细微粉末和机械杂质洗去。用乙醇将色谱柱中的水顶出，并用乙醇浸泡适当时间，再用乙醇将树脂洗至无色，最后用水将乙醇洗去即可。如果树脂颜色较深，可依次用水、稀酸、稀碱、乙醇、丙酮、水等溶剂进行洗涤再生。如果树脂经多次反复使用，致使色谱柱床挤压过紧或树脂破碎过多，影响流速和分离效果，可将树脂从色谱柱中取出，用水漂洗去太小的颗粒和悬浮的杂质，然后用乙醇等溶剂浸泡洗去杂质，再重新装柱。

3. 大孔吸附树脂色谱的应用

（1）有机物与无机物的分离：通常大孔吸附树脂对溶液中的有机物选择性好，无机离子的存在不仅不影响树脂对有机物的吸附，而且对无机离子没有任何吸附作用。将天然药物提取液通过大孔吸附树脂色谱柱，有机物会被吸附，无机物则随溶液从色谱柱中流出，使二者得到很好的分离。利用这一性质可以将天然药物提取液中的无机物除去，使天然药物中的重金属和灰分达到要求，也可利用此性质从稀溶液中富集所需物质，可大大缩短生成流程，节约生产成本。

（2）离子型化合物与非离子型化合物的分离：通常大孔吸附树脂对溶液中的游离性化合物，即非离子型化合物吸附力较强，对离子型有机物吸附能力较弱，原因在于非离子型化合物极性小且在水中溶解度小。因此可利用这一性质对有机酸、生物碱等化合物进行分离。若有机酸在碱性条件下成盐，不易被树脂吸附，可用碱性水溶液将有机酸洗脱下来。生物碱在碱性溶液中易被树脂吸附，在酸性溶液中不易被吸附，可将生物碱的碱性溶液通过树脂柱，将生物碱吸附在树脂柱上，然后再用酸水溶液进行洗脱，将生物碱的盐洗脱下来。

（3）与水溶性成分的分离：天然药物中大多数有效成分都可被中等极性以上的大孔吸附树脂所吸附，单糖、低聚糖、小分子有机酸、氨基酸、肽类、蛋白质、低级醇类、低级胺类等水溶性成分在多数情况下不仅是无效成分，而且也不易被普通类吸附树脂所吸附，可利用这一性质将其分开。如可用水溶液和低浓度乙醇洗涤，将水溶性较强的无效成分洗脱下来，然后用较高浓度的乙醇或其他溶剂将有效成分洗脱下来，回收溶剂即得有效成分。

（4）与色素分离：天然药物尤其是地上部分的提取物中常含有许多色素，这些色素会影响有效部位的质量和药品外观，采用常规方法除去较为困难，但用大孔吸附树脂可能会获得良好效果。大孔吸附树脂 ADS-7 和 S-038 对于皂苷类和色素都有很强的吸附作用，但对色素吸附能力更强。

（5）亲和分离（键合分离）：使用特殊的吸附剂，使被分离物质与树脂上的官能团进行键合，从而达到不被键合的物质被分离的目的，此方法被称为亲和分离。亲和分离是一种选择性很强的分离方法如含有醛基的树脂能以形成希夫碱的方式选择性地吸附伯胺类化合物；含有酚羟基、羰基、酰胺基的树脂可与酯类、伯胺类、仲胺类、酚类等化合物形成氢键，从而使它们与其他化合物得到分离；含过渡金属盐的树脂可与某些化合物形成配合物，也能产生高选择性的吸附。这些成键吸附，由于键合力不是很强，仍然可以用有机溶剂洗脱。

（五）离子交换色谱

利用离子交换树脂对各种离子的亲和力不同，从而使能离子化的化合物得到分离的方法称为离子交换色谱法。离子交换树脂是一种不溶性的球状固体，具有很大的表面积，能吸收大量的水。在离子交换树脂的分子中含有可离解性的酸性基团或碱性基团，这些可离解性的基团在水溶液中能离解出本身的离子，并与溶液中的其他阳离子或阴离子交换。这种交换反应是可逆的，并遵守质量作用定律。由于离子交换过程在色谱柱上进行，因此当连续不断地添加新的交换溶液时，交换反应的平衡会不断向正反应方向进行，直到把交换剂上的离子全部洗脱下来。当一定量的溶液通过离子交换树脂时，由于溶液中的离子会不断地被交换到树脂柱上，其浓度会不断下降，所以溶液中的物质也可以完全被交换到树脂上。根据这一原理，可以将天然药物的提取物通过离子交换树脂，将酸性成分、碱性成分或酸碱两性成分交换到树脂上，再用适当的溶剂将其洗脱，达到分离目的。

如果有两种以上的成分被吸附到离子交换树脂上，当用另一种洗脱液进行洗脱时，其洗脱能力与反应平衡常数有关，化合物的结构不同，其反应的平衡常数则不同，从色谱柱上被洗脱的难易程度就不同，因此可以利用离子交换树脂使具有不同化学结构的化合物得到分离。

1. 离子交换树脂　因天然的离子交换剂如硅铝酸钠等交换效果差，因此目前广泛使用的为合成离子交换剂。合成的离子交换树脂是一大类大分子化合物，按其可交换的离子可分为两大类——阳离子交换树脂和阴离子交换树脂，按其可交换基团的酸碱性强弱又分为强酸性、弱酸性阳离子交换树脂和强碱性、弱碱性阴离子交换树脂等。当树脂分子中含有酸性基团并能交换阳离子的交换树脂称为酸性阳离子交换树脂；当树脂分子中含有碱性基团，并能交换阴离子的交换树脂称为碱性阴离子交换树脂。

2. 影响离子交换的因素

（1）溶液的 pH：实际上离子交换树脂就像一个高分子的不溶性酸或碱，所以溶液的 pH 对离子交换具有很大的影响。由于同离子效应，当溶液中的氢离子浓度显著增大时，必然会抑制阳离子交换树脂中的酸性基团解离，此时离子交换反应程度就会大大降低。一般强酸性阳离子交换树脂交换的 pH 不应小于 2，弱酸性树脂交换液的 pH 应在 6 以上。同样在阴离子交换树脂中，当溶液的 pH 增大时，也会发生同样的情况，所以强碱性阴离子交换树脂交换液的 pH 应在 12 以下，弱碱性的应在 7 以下。

（2）被交换物质在溶液中的浓度：由于离子交换操作通常是在水溶液或含有水的极性溶液中进行的，有利于被分离交换化合物的离解和交换。低浓度时离子交换树脂对被分离物质交换的选择性较大，高浓度时不仅被分离物质的离解度会降低，而且也会影响到离子交换树脂对被分离物质交换的选择性和交换顺序。如果浓度过高，会引起离子交换树脂表面及内部交联网孔的收缩，影响离子进入网孔。所以，在进行离子交换色谱时所用的溶液浓度应较稀，这样有利于被分离物质的提取分离。

（3）被交换的离子：离子交换树脂对于被分离物质的交换能力主要与被分离物质的离解度、溶液的酸碱性、离解离子的半径和电荷等有关。离解度越大、酸碱性越强，越容易被离子交换树脂交换，但不容易被洗脱。离解离子的化合价越高、电荷越大，离子交换树脂对它的交换力越强，越容易被吸附在树脂上。对于碱金属、碱土金属及稀土元素，其交换能力还与它们的原子序数有关，碱金属和碱土金属的原子序数越大，越有利于交换；稀土元素则相反。

（4）溶剂：因为溶剂的极性对被分离物质的离解度有影响，故在水溶液含水的极性溶剂中离子交换都可进行。但在极性小的溶剂中不仅难以进行交换或不进行交换，而且还会使选择性减少或消失。

3. 离子交换色谱的操作过程

（1）离子交换树脂预处理：通常新树脂中都含有合成时混入的小分子有机物和铁、钙等杂质，而且也多以比较稳定的但不适合于做离子交换色谱的钠型或氯型存在。因此在进行离子交换以前都要进行预处理，一是通过预处理除去杂质，二是将钠型或氯型转为 H 型或 OH 型。首先用蒸馏水将新树脂浸泡 1~2 天，充分溶胀后，将其装在色谱管中按下法处理：① 强酸性阳离子交换树脂：先用树脂体积 20 倍的 7%~10% 浓度盐酸以每分钟每平方厘米（色谱柱横截面）1ml 的流速进行交换，树脂转为 H 型后，用水洗至洗脱液呈中性。然后用树脂体积 10 倍量的 4% 氢氧化钠或食盐进行交换，转为钠型后，用水洗至洗脱液中不含钠离子，以灼烧时无黄色火焰出现为准。再重复一次上述操作。最后以树脂体积 10 倍量的 4% 盐酸将其转为 H 型，并用蒸馏水将其洗到流出液呈中性。② 强碱性阴离子交换树脂：先用树脂体积 20 倍 4% 氢氧化钠水溶液将其转化为 OH 型，并用树脂体积 10 倍量的水进行洗涤。然后 10 倍量的 4% 盐酸将其转为氯型，用水洗至洗脱液呈中性。再重复一次上述操作。最后以树脂体积 10 倍量的 4% 氢氧化钠将其转为 OH 型。因 OH 型树脂在放置过程中易吸收空气中的二氧化碳，故保存时要注意。多数是临用时才将其由氯型变成 OH 型。③ 弱酸性阳离子交换树脂：以树脂体积 10 倍量的 4% 盐酸将其转为 H 型，用水洗至洗脱液呈中性。然后用树脂体积 10 倍量的 4% 氢氧化钠将其转为钠型，并用树脂体积 10 倍量的水洗涤。再重复一次上述操作。最后以树脂体积 10 倍量的 4% 盐酸将其转为 H 型，并用蒸馏水将其洗到流出液呈中性。④ 弱碱性阴离子交换树脂：预处理方法与强碱性阴离子交换树脂基本相同，只是转变为氯型后用蒸馏水洗涤时，因为水解的关系不容易被洗至中性，通常用树脂体积 10 倍量的水洗涤即可。

（2）样品的交换：离子交换树脂色谱和大孔树脂色谱的装柱方式相同。将适当浓度的天然药物提取液或所需分离（交换）的样品配成适当浓度的水溶液，以适当的流速通过离子交换树脂柱。亦可将样品溶液反复通过离子交换色谱，直到被分离的成分全部被交换到树脂上为止，其过程中用显色反应进行检查。最后用蒸馏水洗涤，除去吸附在树脂柱上的杂质。

（3）样品的洗脱：溶液通过离子交换树脂柱时，亲和力强的离子先被交换而被吸附在色谱柱的上部，亲和力弱的离子后被交换而被吸附在色谱柱的下部，不被交换的物质通过树脂从柱中流出。当用一种洗脱剂进行洗脱时，则亲和力弱的离子先被洗脱。常用洗脱剂有强酸、强碱、盐类、不同 pH 的缓冲溶液、有机溶剂等，既可以是单一浓度的，也可以是由低浓度向高浓度过渡的。而对于总碱性物质如生物碱的精制，可用碱先进行碱化，使生物碱变成游离型，再用有机溶剂进行回流洗脱或从色谱中直接进行洗脱。对于总酸性物质如有机酸的精制，则可用酸先进行酸化，再用有机溶剂进行洗脱。

（4）离子交换树脂的再生：离子交换树脂是一类可反复使用的大分子吸附剂。使用过的树脂可把盐型转化成游离型后用于继续交换同一样品。如果要更换样品，则需要用预处理的方式再生。若遇耐热性的离子交换树脂，可在加温条件下处理；而新的离子交换树脂，要先加饱和氯化钠水溶液，待湿润后加水，按前处理方法处理或再生。

（六）凝胶柱色谱

凝胶色谱是指混合物随流动相经过固定相（凝胶）时，混合物中各组分按分子量大小不同而被分离的一种技术。凝胶是一种不带电荷的具有三维空间的多孔网状结构的物质，凝胶的每个颗粒的细微结构就如一个筛子，小分子可以进入凝胶网孔，大分子则被排阻于凝胶颗粒之外，因为具有分子筛的性质，又被称为分子筛过滤（molecular sieve filtration）色谱。凝胶价格昂贵，但凝胶可以再生，可多次反复使用。凝胶最早是用作水溶性生物大分子的分离和分子量的测定，随着科学技术的发展，各种各样规格性能和能适合于不同用途的凝胶相继问世，凝胶色谱已不局限于生物大分子的分离和分子量的测定，现已广泛用于生物学和天然药物化学活性成分及化学成分的分离。

1. 凝胶的选择　常用的有葡聚糖凝胶（Sephadexg）和羟丙基葡聚糖凝胶（Sephadex LH-20）。前者是由一定分子量的葡聚糖和交联剂以醚键的形式相互交联形成的三维空间网状结构的大分子物质，其网孔的大小可以通过调节交联剂和葡聚糖的配比及反应条件来控制，交联度越大，网孔结构越紧密，空隙越小，吸水膨胀就越少。而羟丙基葡聚糖凝胶是在Sephadexg-25的羟基上引入羟丙基而成醚键结合的多孔性网状结构物，用于极性较小化合物分离，在多种有机溶剂中能膨胀。

2. 装柱　在色谱柱的下端要装有砂芯滤板，为了减少样品在洗涤离开凝胶后扩散造成拖尾现象，滤板下面的空间要尽量的小。为使柱床装的均匀，要尽量一次装柱。整个装柱过程最好维持在恒压恒速状态下进行。

先将色谱柱校正于垂直位置，在柱顶部连接一个长颈漏斗。然后在色谱柱和漏斗中加满水或洗脱剂，在搅拌下缓缓加入凝胶悬浮液，色谱柱出口的流速维持在 5～10ml/min。凝胶颗粒沉积色谱柱底后关紧色谱柱，使其自然沉积达 1～2cm 时再打开色谱柱，直到达到所需高度时为止。拆除漏斗，用较小的滤纸片盖住凝胶柱表面，再用大量的水或洗脱液洗涤过夜。

色谱柱装填的是否均匀对分离效果影响很大，因此在使用前必须检查装柱的质量。最简单的方法是用肉眼观察色谱床有没有气泡或纹路。而较精细的检查色谱柱床是否均匀的方法，是用完全被凝胶排阻的标准有色物质来检查。常用的为蓝色葡聚糖2000，其平均分子量为两百万。配制其 0.2% 的 0.02ml/L 的氯化钠水溶液，使用的体积为 0.5～1ml/cm^{2}柱横截面。将此溶液加到色谱柱床上面后，再用 0.02mol/L 的氯化钠水溶液洗脱。染料开始移动时，不断加洗脱液，直到染料开始流出为止。在此过程中可以从蓝色色带移动的情况判断出色谱床的均匀程度。

3. 上样　由于交联葡聚糖凝胶等的洗脱曲线是分配等温线，样品的浓度与分配等温线无关，所以与其他色谱法相比样品的浓度可以高一些，但也不能太高，浓度太高黏度会相应增加，影响分离效果。具体的加样量与凝胶的吸水量有关，吸水量越大，可加入样品的量就越大。样品上柱前要过滤或离心，如果被分离物质与温度有关，则必须使样品温度与色谱温度一致。

装好的色谱柱至少要用相当于 3 倍量床体积的洗脱液平衡，待平衡液流至床表面以下 1～2mm 时，关闭出口，用滴管吸取样品溶液，在床表面上约1cm 高度，沿色谱柱柱壁圆周缓缓加入样品溶液。加完后打开出口，使样品完全渗入色谱床。再关闭出口，用少量洗脱液将管壁残留的样品洗下，打开出口，至溶液渗入柱内，再关闭出口。在柱床上覆盖薄层脱脂棉，以保护柱床表面，加入洗脱液进行洗脱。

4. 洗脱 对于水溶性物质的洗脱，常以水或不同离子强度的酸、碱、盐的水溶液或缓冲溶液作为洗脱剂，洗脱剂的 pH 与被分离物质的酸碱性有关。通常在酸性洗脱剂中碱性物质容易洗脱，在碱性洗脱剂中酸性物质容易洗脱。多糖类物质以水溶液洗脱最佳。有时为了增加样品的溶解度，可使用含盐的洗脱剂，在洗脱剂中加入盐类的另一个作用是盐类可以抑制交联葡聚糖和琼脂糖凝胶的吸附性质。对于水溶性较小或水不溶的物质可选用有机溶剂作为洗脱剂。对于阻滞较强的成分，也可使用水与有机溶剂的混合溶剂作为洗脱剂。

5. 收集和检出 凝胶色谱的流速较慢，每份的体积较小，收集的馏分较多，最好能与分部收集器相连。如果样品为蛋白质，核苷酸或多肽类，可采用紫外检测器检出，它们的检测波长分别为 280nm、260nm 和 230nm。生物大分子化合物对热敏感，回收溶剂时要在低温下进行，最好采用冷冻干燥的方法。

6. 凝胶的再生和干燥 凝胶色谱的载体不会与被分离物质发生任何作用，因此通常使用过的凝胶不需经过任何处理，只要在色谱柱用完之后，用缓冲液稍加平衡即可进行下一次色谱。色谱柱经多次反复使用后，如发现凝胶色泽改变，流速降低，表面有污染物等情况时，可用 50℃ 左右的 2% 氢氧化钠和 0.5mol/L 氯化钠的混合液浸泡后，再用水洗净即可。

经常使用的凝胶以湿态保存较好，只要在其中加入适当的抑菌剂就可放置 1 年，不需要干燥，尤其是琼脂糖，干燥操作比较麻烦，干燥后又不易溶胀，通常多以湿法保存。如需进行干燥时，应先放凝胶按一般再生方法彻底浮选，除去碎片，以大量水洗去杂质，然后用逐步提高乙醇浓度的方法使之脱水皱缩，然后在 60℃~80℃ 干燥或用乙醚洗涤干燥。

7. 凝胶柱的保养 交联葡聚糖和琼脂糖都是多糖类物质，极易染菌，由微生物分泌的酶能水解多糖的苷键，聚丙烯酰胺凝胶虽不是微生物的生长介质，但其溶胀的悬浮液内也常染菌而改变色谱特性。为了抑制微生物的生长，磷酸离子和所有底物必须在凝胶床保存之前完全除去，将色谱柱真空保存或低温保存，但温度不可过低，介质的离子强度要高一些以防结冻。防止微生物常用的方法是在凝胶中加入一些抑菌剂。

第三节 天然药物化学成分的鉴定方法

天然药物提取液分离提纯后需要进行单体成分分析，主要分为纯度判断和结构鉴定

一、化合物的纯度判断

在进行物质性质研究或结构测定前必须首先确定化合物的纯度，若纯度不够高，会给后续测定工作带来很多不便。而判断一个化合物的纯度手段不是单一的，要通过多种手段综合判定。下面分别对不同的纯度判断方法进行介绍。

（一）化合物结晶的形状、色泽和熔点

每种化合物的结晶都有一定的形状、色泽和熔点，可以检查有无均匀一致的晶形、明确、敏锐的熔点，以作为化合物纯度鉴定的初步依据。纯结晶性化合物都有一定的晶形和均匀的色泽，通常在同一种溶剂下结晶性状是一致的；纯化合物结晶的熔距应在 $0.5℃$ 左右，如果熔距较长表示化合物不纯。这样的鉴定方式并不绝对，特别是当有些化合物仅有分解点，而熔点不明显时无法通过熔点进行纯度判断；另一方面，有些化合物具有双熔点，也无法使用熔点进行纯度判断。非结晶物质不具备上述物理性质，因此也无法采用此方法鉴别纯度。

（二）薄层色谱或纸色谱

薄层色谱和纸色谱是判断化合物纯度最常应用的方法，通常用三种以上的展开溶剂系统展开，样品呈现一个斑点者且比移值在 $0.3\sim0.7$ 之间，可认为是纯化合物。有时须采用正相和反相两种色谱方法加以确认。

（三）气相色谱（GC）或高效液相色谱（HPLC）

气相色谱或高效液相色谱也是判断物质纯度的重要方法。气相色谱主要适用于在加热条件下能气化而不分解的物质。高效液相色谱不仅可用于挥发性物质，还能用于非挥发性物质，且具有高速、高效、灵敏、微量、准确的优点，已被广泛用于纯度检测。

近年来随着波谱技术发展，往往在解析化合物图谱时，可提示有无杂质的存在，如在磁共振氢谱上，质子数不到应有的质子数目，就表明不纯。而这些杂质往往是同类型化合物或同系物，彼此性质相似，难于分离。

二、结构鉴定方法

（一）紫外可见吸收光谱（ultraviolet spectra，UV）

有机化合物吸收紫外光（$200\sim400nm$）或可见光（$400\sim800nm$）后，发生电子跃迁而形成的吸收光谱。UV 谱对于分子中含有共轭双键、α，β-不饱和羰基结构的化合物以及芳香化合物的结构鉴定来说是一种重要手段。通常主要用于大体推断化合物的骨架类型，如香豆素类、黄酮类等化合物，它们的 UV 光谱在加入诊断试剂后可因分子结构中取代基的类型、数目及排列方式不同而发生不同的改变，故可用于测定化合物的精细结构。

（二）红外光谱（infrared spectra，IR）

红外光谱是记录有机分子吸收红外光（$4000\sim400cm^{-1}$）后产生化学键振动而形成的吸收光谱。由于磁共振谱与质谱的普及，红外光谱的应用范围已逐渐缩小，目前其在结构测定中的主要用途是确定化合物的官能团，也可以将被测化合物的红外光谱图与数据库中的谱图进行对比确定化合物的结构，有关化合物原子连接方式方面的更多信息或化合物立体化学特征一般无法通过这种方法得到。

（三）磁共振谱（nuclearmagnetic resonance，NMR）

磁共振谱仪的工作原理是利用有磁矩的原子核在外加磁场中吸收一定能量产生能级的跃迁而发生磁共振现象。以磁共振信号强度对照射频率（或磁场强度）作图，所得图谱称作磁共振波谱。磁共振波谱应用非常广泛，可鉴定天然产物的化学结构（包括化合物的立体结构）；研究氢键、分子内旋转及反应速率常数；通过核磁指纹图谱定性分析植物中药等。

1. 磁共振仪的基本组成 一台超导磁共振谱仪应包括五个最基本部件（构造如图3-3）：① 由超导材料制备能产生静磁场的磁体；② 用于激发样品使其产生磁共振的射频发射器；③ 接收和放大磁共振信号的接收器；④ 对样品发射射频脉冲并检测样品磁共振信号的探头；⑤ 用于信号显示与记录的工作站。

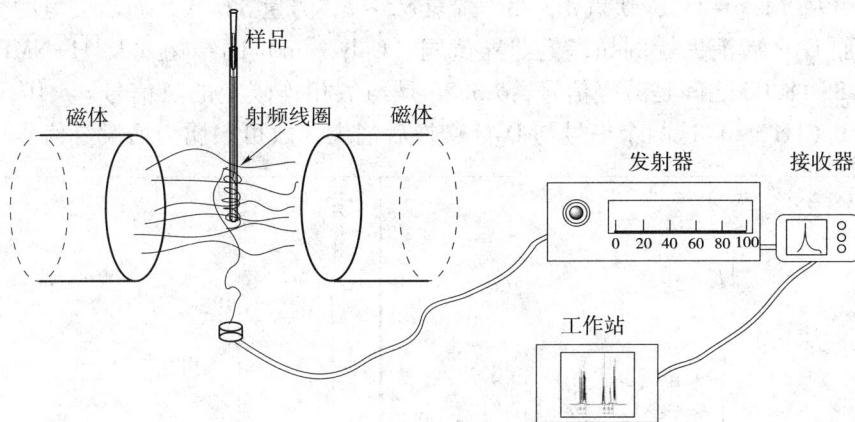

图3-3 超导磁共振谱仪构造

2. 核磁波谱仪的性能 衡量核磁波谱仪的性能指标包括峰形、灵敏度、分辨率。峰形是仪器最重要的指标，它反映基础磁场的均匀度，只有基础磁场指标调试好了，才能得到灵敏度和分辨率。灵敏度代表仪器检测微弱信号的能力，通常用信噪比表示，提高灵敏度主要通过提高磁场强度来实现（提高仪器的兆周数），如600MHz仪器的灵敏度约是300MHz仪器的3倍，也就是说在300MHz的仪器上想要得到600MHz仪器的信噪比，样品量需要增加近3倍。分辨率是考察通过仪器测试得到的谱图上相距很近的峰分开的能力，分辨率也是通过提高磁场强度来实现。

3. 测试样品

（1）样品的制备

样品的要求：在进行磁共振分析前，样品必须充分精制，保证其纯度大于98%。注意将干扰磁场的物质清除干净，如氧气、铁等，同时避免样品的黏度过高，否则会降低分辨率。根据不同核磁仪的灵敏度，样品的用量为5~20mg。

溶剂的选择：使用对样品有足够溶解度且不与其发生化学反应的氘代试剂，避免使用对样品信号吸收峰有干扰的溶剂。

核磁管的要求：一般使用厚薄均匀，外径0.5cm，长度20cm的干净干燥玻璃管。

（2）推测样品的官能团：推测待测样品是否含有酚羟基、烯醇基、羧基或醛基，这样可确定图谱扫描的范围。推测待测样品是否含有活泼氢，如羟基、氨基、巯基或羧基等，这样可确定是否需要进行重水交换。

4. 应用 磁共振波谱主要包括一维磁共振谱和二维磁共振谱。其中一维磁共振谱又分为氢磁共振谱（^{1}H-NMR）和碳磁共振谱（^{13}C-NMR）。

（1）氢磁共振谱：又称为质子磁共振谱，是磁场中测量到样品的质子产生共振的吸收峰谱图。谱图中横坐标表示化学位移 δ，纵坐标表示峰的强度。

磁共振氢谱能提供反映化合物结构信息的参数，主要包括化学位移（δ）、耦合常数（J）和峰的积分面积。^{1}H-NMR 谱的化学位移范围在 0~20ppm，由于氢核周围的化学环境和其外围的电子云密度有差异，故对核产生不同的磁屏蔽作用，导致 ^{1}H 的共振信号分布在不同区域。例如，烷基氢 δ 0.8~1.3，烷氧基氢 δ 3.3~5.5，双键、羰基和芳环上的甲基 δ 1.6~2.5，炔氢 δ 2~3，烯氢 δ 5~7，芳氢 δ 6~9，而活泼氢的化学位移不确定，加 D_2O 后消失。例如，毛蕊异黄酮（Calycosin）的结构式及 ^{1}H-NMR 谱如图 3-4，δ 6.85~8.00 之间是芳氢信号，δ 3.75 是与氧相连碳上的氢信号。δ 10.78（1H，s），δ 9.01（1H，s）这两个信号与 D_2O 交换后消失，故可归属为活泼氢信号。

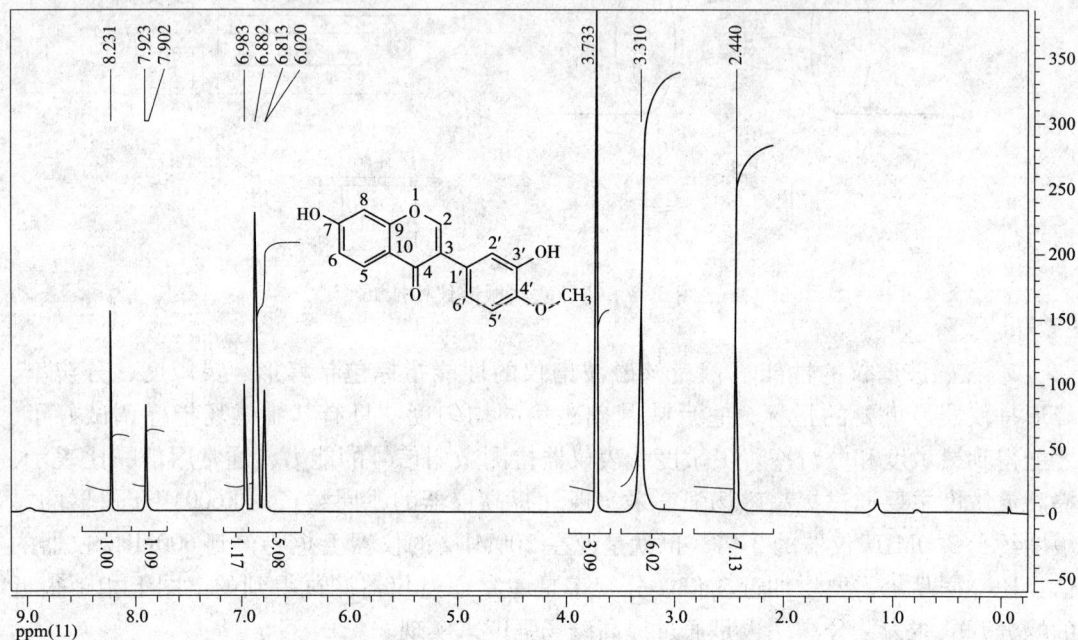

图 3-4　毛蕊异黄酮的结构式及 ^{1}H-NMR 谱图

磁不等同的两个或两组 ^{1}H 核在一定的距离内因相互自旋耦合而使信号发生裂分，使峰成单峰（s）、二重峰（d）、三重峰（t）、四重峰（q）、多重峰（m）等。在低级耦合中，峰的裂分间距用耦合常数（coupling constant，J，Hz）表示。未受耦合干扰的氢信号显示为单峰（s）。耦合常数可用于判断 ^{1}H 核之间的相互位置，如顺式双键氢的 J 为 8~12Hz，而反式双键氢的 J 为 15~18Hz；苯环氢的 J_o、J_m 和 J_p 分别为 6~9Hz，1~3Hz 和 0~1Hz。

例如，毛蕊异黄酮的 δ 7.92（1H，d，$J=8.5$Hz），裂分为二重峰，说明与之耦合的氢的数量是 1，耦合常数 $J=8.5$Hz 说明两个氢之间是邻耦关系；同样 δ 6.85（1H，d，$J=2.0$Hz）邻位也有 1 个氢耦合，裂分为二重峰，耦合常数 $J=2.0$Hz 说明两个氢之间是间耦关系；δ 6.95（1H，dd，$J=8.5$，2.0Hz）说明这个氢与前面两个氢分别为邻耦与间耦关系，呈现为双二重峰。

峰面积反映氢的数量。谱图中每个峰的下方对应峰面积，峰面积的比例定量反映质子的数量关系。因此峰面积可定量反映质子数目的信息，即峰面积与氢质子的数目成正比。例如，峰面积在每一峰的正下方，δ8.23（1H，s）下方为1.00说明其为1个氢信号的峰，而δ3.75处积分面积为3.06，说明其为3个氢信号的峰。

磁共振氢谱的解析主要分以下步骤：① 标定试剂和水的吸收峰。② 判断质子间的耦合和裂分情况，计算耦合常数。③ 计算各质子的化学位移。④ 根据峰面积计算质子数量，最后在上述信息的基础上，推测结构中可能存在的结构片段。

（2）磁共振碳谱：磁共振碳谱的化学位移范围为δ0~250，分辨率高于磁共振氢谱。因为碳原子是构成有机化合物的骨架，而且碳谱中可检测到在氢谱无法获得的季碳信号，因而磁共振碳谱在有机物结构鉴定中具有重要意义。

碳谱解析的主要步骤为：① 溶剂峰的标定。② 确定碳信号峰的数目，这样有助于判定化合物的类型，是结构解析非常重要的信息。③ 化学位移（δ）：化学位移值与碳原子的杂化情况（sp、sp^2、sp^3）、核外电子密度、碳原子上取代基的种类及其推拉电子的能力等因素密切有关。复杂分子结构的测定一般要借助氢谱，DEPT谱以及^{1}H-^{1}H COSY、^{13}C-^{1}H COSY等多种远程相关谱。

质子宽带去耦谱（broad band decoupling，BBD）：又称作质子噪音去耦谱（proton noise decoupling spectrum）或全氢去耦谱（proton complete decoupling，COM）。去耦后，质子与碳的耦合被消除，有利于观察碳信号的化学位移。化学位移值可用于初步判断碳的类型。如图3-5，毛蕊异黄酮δ175.5为羰基碳的信号，δ56.2为甲氧基碳的信号。

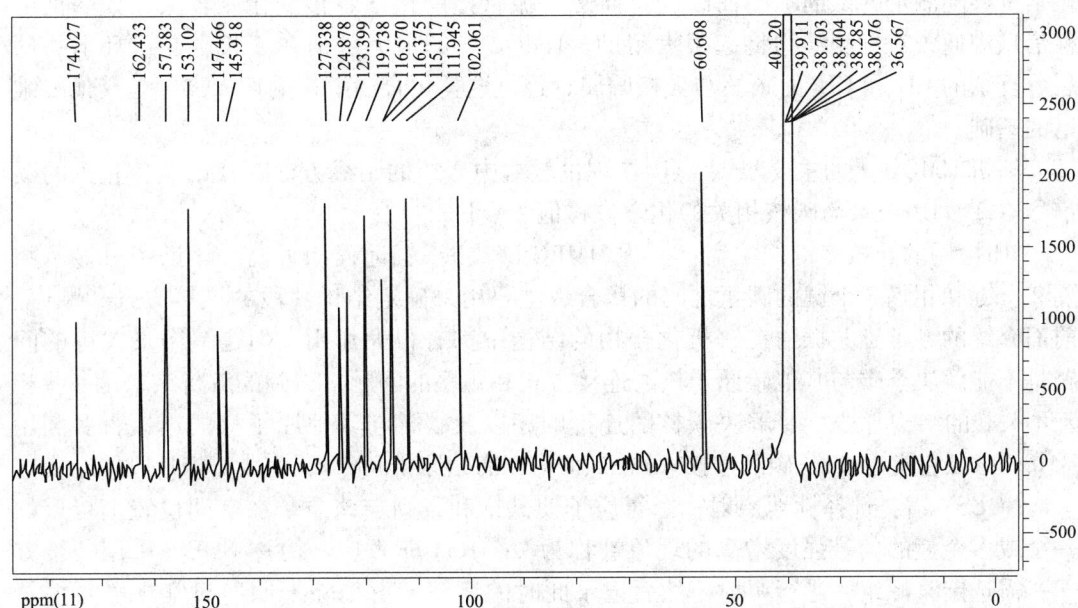

图3-5　毛蕊异黄酮的^{13}C-NMR谱图

DEPT谱又称无畸变极化转移增强法（distortionless enHancement by polarization transfer，DEPT）：是区分碳信号类型的一种有效的方法。通过改变照射^{1}H的脉冲宽度

（θ），使 45°、90°和 135°变化，并测定 ^{13}C-NMR 谱，使不同类型的碳呈现正峰或倒峰，灵敏度较高，信号间很少重叠，目前已经成为区分碳类型（伯、仲、叔和季碳）的常规测定方法。

从上述的磁共振氢谱和磁共振碳谱的解析中，虽然可以确定结构中有上述的结构片段，但还是不能确定取代基的连接方式和位置，氢谱中的高场处的质子耦合关系如何及结构中还有那些片段等问题，而要解决这些问题就要借助二维磁共振谱。

（3）二维磁共振谱：二维磁共振谱是两个时间变量，经两次傅立叶变换得到的两个独立的频率变量图。下面介绍几种常见的二维磁共振图谱以及它们的功能。

氢-氢相关谱：又称 ^{1}H-^{1}H COSY 谱。^{1}H-^{1}H COSY 谱用于测定氢-氢间相互耦合的二维谱，相关谱上的横轴和纵轴均设定为 ^{1}H 的化学位移。有些化合物的磁共振氢谱比较复杂，主要原因是氢质子间的耦合关系复杂，耦合常数不同，裂分也较多，很难判定氢核的耦合关系，可利用 ^{1}H-^{1}H COSY 谱来解决。解析的主要步骤：① 先从简单裂分的峰出发，慢慢找出每个氢核的耦合对象。② 图谱中相关峰过多的位置，可以采用放大局部图谱的方法。

^{1}H 核检测的异核单量子相关谱：又称 HSQC 谱。HSQC 谱是目前获得碳氢直接连接信息最主要的手段之一。横轴为氢信号，纵轴为碳信号，由相关峰分别向两轴引垂线，与两轴交叉位置的碳与氢信号即是直接相连的关系。

^{1}H 核检测的异核多量子相关谱：又称 HMQC 谱。把 ^{1}H 核与其直接相连的 ^{13}C 核关联起来，在图谱中的一侧设定 ^{1}H 的化学位移，另一侧设定为 ^{13}C 的化学位移。

磁共振氢谱化学位移的范围小，易产生谱线重叠和复杂的谱图，尤其是活泼质子化学位移随测定的试剂不同而改变。而磁共振碳谱的化学位移变化则较大，如果把两种信息沟通，对推测结构将起很大帮助。HMQC 谱的最大价值在于长碳链或环上那些裂分复杂的 CH 和 CH$_2$ 的碳核与氢核归属，这是这类化合物解析的切入点，是其他二维谱的基础。

解析 HMQC 谱的主要步骤：① 按理论教材中介绍的画线方法，找出氢核相关的碳信号。② 列表记录与碳核相关的化学位移值和数目。

^{1}H 检测的异核多键相关谱：又称 HMBC 谱或碳-氢远程相关谱。该谱图可显示相隔 2 个键和相隔 3 个键的碳氢之间的耦合，主要用来确定结构片段的连接方式和顺序。前面介绍的各种磁共振谱在解析化合物的结构中都有很大作用，但是一个最关键的问题是不能解决季碳与其他碳原子核的连接方式和顺序的问题，得到的解析结果是一些相互不关联的结构片段。要解决碳核的连接顺序以及碳核与其他原子核的连接就要利用 HMBC 谱。它能通过碳-碳间连接（碳-碳间可以有杂原子间隔），完成结构片段的连接。

NOESY 谱：选择性地照射一个氢质子使其饱和，则与该质子在空间位置上接近的一个或多个氢的信号强度增高的现象被称为 OverHauser 效应，简称 NOE。采用一维方式，需选定某峰组，进行照射，然后记录此时的谱图，由扣除未照射时常规磁共振氢谱而得的差谱，得到 NOE 信息。由于预先的选择性辐射已使该跃迁达到饱和，是一种稳定状态下的实验，故灵敏度高。但如要对有兴趣的基团或谱峰均进行选择性辐照，不仅费时费力，还有可能遗漏，若以二维谱的方式，用一张谱图表示对所有基团间的 NOE 作用，纵然灵敏度稍差，也是很有效的方法。

NOE 对确定有机化合物的结构、构型和构象的作用能提供重要的信息。

主要解析步骤：① 首先确定对角线峰。② 在图谱中标定要观察的质子。③ 按理论教材的画线方法，确定氢质子的 NOE 对象。④ 列表记录相关氢质子。

（四）质谱（mass spectra，MS）

自 20 世纪 50 年代后期以来，质谱（MS）就成为鉴定有机物结构的重要方法。其工作原理是利用分子被离子化后在电场和磁场的共同作用下进入收集器被记录到的分子离子及碎片的质量和强度信息。横坐标表示质荷比（m/z），纵坐标为离子流的强度，最常见的标注方法为相对丰度，此时把最强峰定为 100%，其他离子的峰强度以其百分数表示。

质谱的灵敏度远远超过其他方法，样品的用量也不断降低。质谱可提供分子量，确定分子式，同时也提供化合物结构方面的信息。根据分子离子峰及裂解碎片推断官能团、辨认化合物类型和推导骨架结构等。近年来，随着新的离子源不断出现，质谱在天然药物化学成分的结构研究方面发挥的作用越来越大。按离子源的类型常见的类型有以下几种：

1. 电子轰击质谱（electron impactmass spectrometry，EI-MS）　样品加热气化后进入离子化室，然后经电子轰击电离裂解，产生各种阳离子。EI-MS 的图谱重现性好，便于利用数据库实现计算机检索和图谱的对比。在电子轰击的条件下，分子电离后形成较多与结构密切相关的碎片峰，对于推测化合物结构具有重要意义。但测定 EI-MS 时，当试样分子稳定性差、分子量较大难于气化或对热不稳定时，如醇、糖苷、多糖和肽类等一般得不到分子离子峰。对于热不稳定的试样，如糖类、醇等，需要进行乙酰化或三甲基硅烷化，制成热稳定性较好的挥发性衍生物后，再进行 EI-MS 测定。这增加了测定的复杂程度。

2. 快速原子轰击质谱（fast atom bombardmentmass spectrometry，FAB-MS）　样品溶于基质后涂于靶上，然后以高能量的惰性原子（如氩、氙等）轰击试样，可获得分子离子峰及主要碎片。对于极性较大、难于气化的有机化合物都可以采用此电离方法。FAB-MS 除得到分子离子峰外，还可得到糖、苷元和氨基酸的结构碎片峰。由于配备了阴离子捕获器，还可以给出相应的阴离子质谱。

3. 电喷雾电离质谱（electrospray ionizationmass spectrometry，ESI-MS）　将含待分析样品的液体泵入通过一个带有高电压的雾化室，形成带电荷的微滴，随着液滴的蒸发，样品的离子被抛射到气相，进入质量分析器。该法常与 HPLC 联用，使用广泛，可检测的分子量范围较大。对于分子量在 1000 以下的小分子，常产生 $[M+H]^+$、$[M+Na]^+$ 等准分子离子。而分子量高达 20000 的大分子会生成一系列多电荷离子，通过数据处理系统能得到样品的分子量。

4. 飞行时间质谱（time of flightmass spectrometer，TOF）　使电离后的离子在进入检测器之前被质量分析器按质荷比分离，测量离子从离子源到达检测器的时间。该法的灵敏高、测定质量范围宽，尤其适合大分子化合物的测定。

（五）旋光谱（optical rotary dispersion，ORD）和圆二色光谱（circular dichroism，CD）

平面偏振光通过手性物质能使其偏振平面发生旋转，这种现象称为旋光。左旋圆偏光和右旋圆偏光在通过手性介质时不但产生了旋光现象，而且还产生了因吸收系数不同而导致的圆二色性。产生旋光和圆二色性的两个因素——折射率的差和吸收系数的差都与光的波长有关，当以分子旋光 [φ] 为纵坐标，以波长为横坐标作图，可得一条曲线称为 ORD 曲线或旋光谱。当以分子椭圆率 [θ] 为纵坐标，以波长为横坐标作图，可得一条曲线，称为 CD 曲线或圆二色光谱。

旋光谱和圆二色光谱是适合于有机化合物特别是天然有机化合物立体结构测定的方法，对推断非对称分子构型与构象有重要意义。在决定化合物的立体结构时，不论是用 ORD 还是 CD 谱都应得出相同的立体化学结果。应用若干发色团在各种手性中心周围的化合物，研究其 ORD 和 CD 谱，获得了一些经验规律，进行综合整理取名为八区律。利用 ORD 和 CD 的八区律可以测定含有酮基、共轭双键、不饱和酮、内酯、硝基及通过简单的化学转变能够转换成含有上述基团化合物的立体化学。

（六）X 射线衍射法（X-ray crystal diffraction analysis，XRD）

X 射线单晶衍射法是通过测定化合物单晶对 X 射线的衍射谱，再通过计算机用数学方法解析衍射谱，还原为分子中各原子的排列关系，最后获得每个原子在某一坐标系中的分布，从而给出化合物的化学结构。X 射线单晶衍射法不仅能获得化合物的结构式，还能测定出化合物结构中的键长、键角、构象、绝对构型等信息。适用于微量成分、新骨架化合物、大分子物质的确定。X 射线单晶衍射法已经成为测定天然产物化学成分结构的常规手段，但这种方法需要培养单晶，故使用范围受到一定限制。

第四节　天然药物化学成分含量测定方法

安全和有效是评价药物的关键，也是药物生物活性的具体体现。天然产物来自植物、动物、矿物等，大多含有多种化学成分，这些成分多具有显著的药理作用。针对这些天然产物化学成分的含量测定则是有效评价其质量优劣的重要依据。但是单纯依靠化学成分的含量测定来评价其内在质量显然不科学，而运用现代分析手段，选择其中具有生物活性的主要化学成分作为该天然药物含量测定的重要指标，是判定其内在质量的重要因素。

一、对照品基本知识

对照品、对照药材、对照提取物、标准品系指用于鉴别、检查、含量测定的标准物质。标准物质是药品检测（定性、定量分析）中使用的实物对照，可用于确定药品的真伪，评价药品质量优劣，从而控制药品生产，提高和保证药品质量，保证人民用药安全、有效。对照品是天然药物品质控制中不可或缺的一个要素，其研究和应用，对促进中药品质控制水准、保证药品品质和人民用药安全、有效具有重要意义。对照品与标准品的建立或变更批号，应与国际对照品、国际标准品或原批号对照品、标准品进行对比，并经过协作标定和一定的工作程序进行技术审定。

药品标准物质不同于一般的药品，是执行国家药品标准的实物对照，是量值传递的安全载体，是国家颁布的一种计量标准品。药品标准物质必须具备材料均匀、性能稳定、量值准确等条件，才能发挥其统一量值的作用。国务院药品监督管理部门的药品检验机构负责标定国家药品标准品、对照品。

（一）对照品特点及分类

1. 天然药物化学对照品特点

（1）原料来源于天然产物中。天然产物中成分复杂，含量相对较低，提取得到一定数量的单体成分具有较大难度。

（2）天然产物中分离得到的化合物量少、性质不稳定，储存条件要求较高，一般均要求置密闭容器内，避光、低温、干燥处贮藏。

（3）一般缺乏相应的国际对照物质和系统的文献资料。

2. 天然药物化学对照品分类

（1）按照检验目的分类：① 鉴别用化学对照品。用于天然药物的一般鉴别项目，纯度在95%以上。② 含量测定用化学对照品。可用于紫外分光光度法、比色法、薄层扫描法、高效液相色谱法、气相色谱法等测定，纯度在98%以上；用于单体成分原料及其制剂的含量测定对照品，纯度在99.5%以上，其中包括色谱法中的内标物质。③ 杂质检验用对照品。用于薄层色谱法和气相色谱法等色谱检验杂质，以及区分天然产物品种和毒性成分的限量检查等。根据检验目的应该分别符合鉴别用和含量测定用对照品的纯度要求。

（2）按照对照品性质分类：① 化学对照品：化学对照品是结构确认的、纯的化合物，应提供其化学名称、英文名称、分子式、相对分子质量、来源、用途、批号、供货单位等信息。化学对照品应进行纯度检查。验证已知结构的化合物需提供必要的参数及图谱，并应与文献值或图谱一致，如文献无记载，则按未知物要求提供足以确证其结构的参数。如元素分析、熔点、红外光谱、紫外光谱、磁共振谱、质谱等。② 对照药材：对照药材是指已经研究确认的天然产物品种粉末，在规定的期限内不会发生性状或内在成分的改变。对照药材作为法定的药品检验对照物质，一般供天然产物及其制剂的薄层鉴别。要求是未经化学处理的原生药材，这样才能保证药品检验的均匀性和稳定性。③ 对照提取物：这是一类非单体成分对照物，要求其主要化学成分比例相对固定，并提供对照提取物的来源、原料的科名、拉丁学名、药用部位及有关制备工艺、批号、供货单位等，并详细描述颜色、气味、溶解度、相对密度、折光率、旋光度、凝固点等。此类对照品主要用于薄层色谱和其他色谱鉴别用。

（二）对照品选定原则

1. 测定有效成分 对于有效成分清楚，其药效明确的成分，应作为首选含量测定指标。

2. 测定毒性成分 对于含有毒性成分的天然产物，为了保证用药的安全还必须对毒性成分进行限量规定。如乌头中含有多种生物碱，其中酯型生物碱具有毒性，可对其含量进行测定，以其作为质控标准之一。

3. 测定总成分 有效成分尚不清楚但是对于其活性部位或指标性成分类别清楚的，可进行总成分的测定，如总蒽醌、总黄酮、总挥发油等。

4. 有效成分不明确的天然产物

（1）测定指标性成分：对所选天然产物的主要化学成分进行测定，但要求具有专属性。

（2）测定浸出物：溶剂选择要具有针对性，能对目标成分有效溶出。所用溶剂有醚溶性、醇溶性和水溶性三部分。

（3）以某一物理常数作为测定指标，如最大吸收波长或吸收值。

二、含量测定方法

天然产物的含量测定是指用适当的化学方法或仪器分析方法对天然产物及其制剂中某种（些）有效成分或有效部位进行的定量分析。并以其测定结果是否符合药品标准的规定来判断药品的优劣，是控制和评价药品质量的重要方法。其含量测定的方法包括化学分析法和仪器分析法两大类。化学分析方法主要包括容量分析（滴定）和重量分析，仪器分析方法主要包括紫外-可见分光光度法、红外分光光度法、高效液相色谱法、气相色谱法、电泳法等。下面主要介绍常用的几种含量测定方法。

（一）容量分析法

容量分析法又称滴定分析法，是药物分析的重要方法之一，在成分的含量测定中应用较多。是指使用滴定管将已知准确浓度的试剂溶液，滴加到被测物质的溶液中，直到所加的试剂与被测组分恰好定量反应完全为止，根据滴定液的浓度和所消耗的体积，计算出待测组分的含量。

1. 滴定液（标准溶液）的配制和标定　根据规定的方法，用基准物质或标准溶液准确测定滴定液浓度的过程。

（1）直接法：准确称取一定量基准物质，溶解后配成一定体积的溶液，根据物质的质量和体积即可计算出该滴定液的准确浓度。如精制 EDTA、$K_2Cr_2O_7$、优级纯 $AgNO_3$的配制。

（2）间接法：很多物质不能直接用来配制标准溶液，但可将其先配制成一种近似于所需浓度的溶液，然后用基准物质来标定其准确浓度。如盐酸、氢氧化钠、$KMnO_4$、$Na_2S_2O_3$滴定液等。

（3）校正因子（F）：表示滴定液准确浓度与标示浓度的比值。其范围应在 1.05～0.95 之间，超出该范围应加入适当的溶质或溶剂予以调整，并重新标定。

2. 滴定的分类　根据滴定反应的方式可分为直接滴定法、间接滴定法；根据反应的类型则分为酸碱滴定、氧化还原滴定、沉淀滴定、配位滴定、非水滴定等。

（1）按反应方式分类

直接滴定法：用滴定液直接滴定被测物质溶液的方式，是最基本、最常用的滴定方式。

如以盐酸滴定液滴定氢氧化钠溶液等。阿司匹林原料药的含量测定就是采用酸碱直接滴定法。

其含量计算公式：

$$含量\% = \frac{V \times F \times T}{W \times 1000} \times 100\%$$

做空白试验时，应扣除空白消耗的体积，即

$$含量\% = \frac{(V-V_0)\times F\times T}{W\times1000}\times100\%$$

式中：V 为供试品消耗滴定液的体积（ml）；V_0 为空白试验消耗滴定液的体积（ml）；F 为滴定液浓度校正因子；T 为滴定度（mg/ml）；W 为供试品的重量（g）。

间接滴定法：包括剩余滴定法和置换滴定法。适用于反应物为固体，或直接滴定反应速度较慢、滴定缺乏合适指示剂等类型的反应。

剩余滴定法（也称返滴定）是先使被测物质 A 与一定过量的标准溶液 B_1 作用，反应完全后，再用另一种滴定液 B，滴定剩余的标准溶液 B_1，由实际消耗的滴定液 B_1 的量，计算被测物质 A 的含量。例如：阿司匹林片的含量测定。

剩余滴定法的含量计算公式：

$$含量\% = \frac{(V_0-V)\times F\times T}{W\times1000}\times100\%$$

式中：V 为供试品消耗滴定液的体积（ml）；V_0 为空白试验消耗滴定液的体积（ml）；F 为滴定液浓度校正因子；T 为滴定度（mg/ml）；W 为供试品的重量（g）。

置换滴定法是对于不按确定的反应式进行（伴随有副反应）的反应，可以不直接滴定被测物质，而是先用适当试剂与被测物质反应，使其置换出另一生成物，再用滴定液滴定此生成物，这种方法称为置换滴定法。

（2）按反应的类型分类

酸碱滴定法（中和法）：在水溶液中以酸碱中和反应来测定物质含量的方法，可用来测定酸、碱、弱酸盐、弱碱盐等。

配位（络合）滴定法：以形成稳定配合物的配位反应为基础的滴定分析法。主要用于金属离子的测定，目前应用最广泛的配位滴定剂是 EDTA（乙二胺四乙酸二钠），因此通常所谓的配位滴定法，主要是指使用 EDTA 滴定液的滴定法，一般选用金属指示剂指示滴定终点。如葡萄糖酸钙、硫酸锌的含量测定均采用此法，用铬黑 T 作指示剂。

氧化还原滴定法：以氧化还原反应为基础的一类滴定法。该法在药物分析中应用非常广泛，即可直接测定具有氧化性或还原性的物质，又可间接测定不具有氧化性或还原性的物质。在药品检验中应用最多的有碘量法、铈量法和亚硝酸钠滴定法、溴量法。

沉淀滴定法：以沉淀反应为基础的滴定分析法。多以硝酸银为滴定液，测定能与 Ag^+ 反应生成难溶性银盐沉淀的分析法，称为银量法。可以测定 Cl^-、Br^-、I^-、CN^-、SCN^- 等离子。银量法按所用指示剂的不同分为铬酸钾指示剂法、铁铵矾指示剂法和吸附指示剂法。

非水滴定法：在非水溶剂（有机溶剂与不含水的无机溶剂）中进行滴定分析的方法。在非水溶剂中滴定，可使原来在水中不能进行完全的反应顺利进行，还能使在水中不能溶解的药物溶解在非水溶液中，增大药物的溶解度，扩大滴定分析的应用范围。非水滴定法包括非水碱量法和非水酸量法。

（二）仪器分析法

天然药物化学成分含量测定常用仪器分析法，如紫外-可见分光光度法、高效液相色谱法和气相色谱法。薄层扫描法由于其含量测定精度不高，重复性较差极少用于含量测定，较多用于定性研究。

1. 分光光度法 通过测定被测物质在特定波长处或一定波长范围内的吸光度或发光强度，对该物质进行定性和定量分析的方法。所用仪器为紫外分光光度计、可见分光光度计（或比色计）、红外分光光度计或原子吸收分光光度计。为保证测量的精密度和准确度，所有仪器应按国家计量检定规程定期进行检定。在可见光区，除某些物质对光有吸收外，很多物质本身没有吸收，但可在一定条件下加入显色剂或经过处理使其显色后再测定，故又称比色分析。

2. 高效液相色谱法 高效液相色谱法系采用高压输液泵将规定的流动相泵入装有填充剂的色谱柱进行分离测定的色谱方法。注入的供试品，由流动相带入柱内，各成分在柱内被分离，并依次进入检测器，由记录仪、积分仪或数据处理系统记录色谱信号。

（1）基本原理：根据被分离的组分在流动相和固定相中分配系数不同而分离。分离过程是一个分配平衡过程。根据固定相与流动相极性的不同，高效液相色谱法又可分为正相色谱法和反相色谱法。

正相色谱法：系指流动相的极性小于固定相的极性，一般用极性物质作固定相（如聚乙二醇、氨基与腈基键合相），非极性溶剂（如正己烷、环己烷等）作流动相，常加入乙醇、异丙醇、四氢呋喃、三氯甲烷等以调节组分的保留时间。主要用于分离极性化合物（如酚类、胺类、羰基类及氨基酸类等），极性小的组分先流出，极性大的组分后流出。

反相色谱法：系指流动相的极性大于固定相的极性，一般用非极性物质作固定相（如 C18、C8），极性溶剂（如水、甲醇、乙腈等）作流动相，主要用于分离非极性或弱极性化合物，极性大的组分先流出，极性小的组分后流出。反向色谱在现代液相色谱中应用最为广泛。

（2）固定相：将有机官能团通过化学反应键合到硅胶表面的游离羟基上而形成的固定相称为化学键合相。这类固定相的突出特点是耐溶剂冲洗，并且可以通过改变键合相有机官能团的类型来改变分离的选择性。化学键合相按键合官能团的极性分为极性和非极性键合相两种。常用的非极性键合相主要有各种烷基（C_1-C_{18}）和苯基、苯甲基等，以 C_{18} 应用最广，非极性键合相主要用于反向色谱；常用的极性键合相主要有氰基、氨基和二醇基键合相。极性键合相常用作正相色谱。

分离中等极性和极性较强的化合物可选择极性键合相。氰基键合相对双键异构体或含双键数不等的环状化合物的分离有较好的选择性。氨基键合相具有较强的氢键结合能力，对某些多官能团化合物如甾体、强心苷等有较好的分离能力；氨基键合相上的氨基能与糖类分子中的羟基产生选择性相互作用，故被广泛用于糖类的分析，但它不能用于分离羰基化合物，如甾酮、还原糖等，因为它们之间会发生反应生成 Schiff 碱。二醇基键合相适用于分离有机酸、甾体和蛋白质。分离非极性和极性较弱的化合物可选择非极性键合相。利用特殊的反相色谱技术，例如反相离子抑制技术和反相离子对色谱法等，非极性键合相也可用于分离离子型或可离子化的化合物。ODS（octadecyl silane）是应用最为广泛的非极性键合相，它对各种类型的化合物都有很强的适应能力。短链烷基键合相能用于极性化合物的分离，而苯基键合相适用于分离芳香化合物。

（3）流动相：液相色谱法的流动相一般按一定的比例混合而成，由于C_{18}链在水相环境中不易保持伸展状态，故对于十八烷基硅烷键合硅胶为固定相的反相色谱系统，流动相中有机溶剂的比例通常应不低于5%，否则C_{18}链的随机卷曲将导致组分保留值变化，造成色谱系统不稳定。流动相应选用色谱纯试剂、与固定液应互不相溶、对试样各组分应有适当的溶解度、黏度小、检测器对流动相不产生响应。

在化学键合相色谱法中，溶剂的洗脱能力直接与它的极性相关。在正相色谱中，溶剂的强度随极性的增强而增加；在反相色谱中，溶剂的强度随极性的增强而减弱。正相色谱的流动相通常采用烷烃加适量极性调整剂。反相色谱的流动相通常以水作基础溶剂，再加入一定量的能与水互溶的极性调整剂，如甲醇、乙腈、四氢呋喃等。极性调整剂的性质及其所占比例对溶质的保留值和分离选择性有显著影响。一般情况下，甲醇-水系统已能满足多数样品的分离要求，且流动相黏度小、价格低，是反相色谱最常用的流动相。与甲醇相比，乙腈的溶剂强度较高且黏度较小，并可满足在紫外185～205nm处检测的要求，因此，实验首选乙腈-水系统。在分离含极性差别较大的多组分样品时，为了使各组分均有合适的分离度，也需采用梯度洗脱技术。

3. 气相色谱法

（1）分离原理：气相色谱法系采用气体为流动相（载气）流经装有填充剂的色谱柱进行分离测定的色谱方法。注入进样口的样品经加热气化后，被载气带入色谱柱，由于其分配系数的不同进行分离，各组分先后进入检测器，信号记录仪、积分仪和数据处理系统记录色谱信号。分配系数小的组分先流出，分配系数大的组分后流出。

（2）色谱仪的基本结构：所用的仪器为气相色谱仪，由载气源、进样器、色谱柱、柱温箱、检测器和数据处理系统组成。

载气（流动相）：气相色谱法的流动相为气体，称为载气，如氦、氮和氢等，可由高压钢瓶或高纯度气体发生器提供，经过适当的减压装置，以一定的流速经过进样器和色谱柱，根据供试品的性质和检测器种类选择载气，除另有规定外，常用载气为氮气。

进样器：进样方式一般可采用溶液直接进样或顶空进样。

直接进样：溶液直接进样采用微量注射器、微量进样阀或有分流装置的气化室进样。进样时，进样口温度应高于柱温30℃～50℃。进样量一般不超过数微升；柱径越细，进样量应越少，采用毛细管柱时，一般应分流以免过载。

顶空进样：适用于固体和液体供试品中挥发性组分的分离和测定。将固态或液态的供试品制成供试液后，置于密闭小瓶中，在恒温控制的加热室中加热至供试品中挥发性组分在非气态和气态达到平衡后，由进样器自动吸取一定体积的顶空气注入色谱柱中。

固定相和载体：色谱柱为填充柱或毛细管柱。填充柱的材质为不锈钢或玻璃，内径为2～4mm，柱长为2～4m，内装吸附剂、高分子多孔小球或涂渍固定液的载体，粒径为0.25～0.18mm、0.18～0.15mm或0.15～0.125mm。常用载体为经酸洗并硅烷化处理的硅藻土或高分子多孔小球。毛细管柱的材质为玻璃或石英，内壁或载体涂渍或交联固定液，内径一般为 0.25mm、0.32mm 或 0.53mm，柱长 5~60m，固定液膜厚 0.1~5.0μm，常用的固定液有甲基聚硅氧烷、不同比例组成的苯基甲基聚硅氧烷、聚乙二醇等。新填充柱和毛细管柱在使用前需老化以除去残留溶剂及低分子量的聚合物，色谱柱如长期未用，使用前应老化处理，使基线稳定。

检测器：适合气相色谱法的检测器有火焰离子化检测器（FID）、热导检测器（TCD）、氮磷检测器（NPD）、火焰光度检测器（FPD）、电子捕获检测器（ECD）、质谱检测器（MS）等。火焰离子化检测器对碳氢化合物响应良好，适合检测大多数的药物；氮磷检测器对含氮、磷元素的化合物灵敏度高；火焰光度检测器对含磷、硫元素的化合物灵敏度高；电子捕获检测器适于含卤素的化合物；质谱检测器还能给出供试品某个成分相应的结构信息，可用于结构确证。除另有规定外，一般用火焰离子化检测器，氢气为燃气，空气作为助燃气。在使用火焰离子化检测器时，检测器温度一般应高于柱温，通常为 250℃~350℃，以免水汽凝结。

（3）在杂质检查和含量测定中的应用：其测定方法可分为内标法加校正因子、外标法、面积归一化法、标准溶液加入法。

精密称（量）取某个杂质或待测成分对照品适量，配制成适当浓度的对照品溶液，取一定量，精密加入到供试品溶液中，根据外标法或内标法测定杂质或主成分含量，再扣除加入的对照品溶液含量，即得供试液溶液中某个杂质和主成分含量。

也可按下述公式进行计算，加入对照品溶液前后校正因子应相同，即：

$$\frac{Ais}{Ax} = \frac{cx + \Delta cx}{cx}$$

则待测组分的浓度 cx 可通过如下公式进行计算：

$$cx = \frac{\Delta cx}{(Ais/Ax) - 1}$$

式中：cx 为供试品中组分 X 的浓度；Ax 为供试品中组分 X 的色谱峰面积。Δcx 为所加入的已知浓度的待测组分对照品的浓度；Ais 为加入对照品后组分 X 的色谱峰面积。

气相色谱法定量分析，当采用手工进样时，由于留针时间和室温等对进样量的影响，使进样量不易精确控制，故最好采用内标法定量；而采用自动进样器时，由于进样重复性的提高，在保证进样误差的前提下，也可采用外标法定量。当采用顶空进样技术时，由于供试品和对照品处于不完全相同的基质中，故可采用标准溶液加入法以消除基质效应的影响；当标准溶液加入法与其他定量方法结果不一致时，应以标准加入法结果为准。

实验方法篇

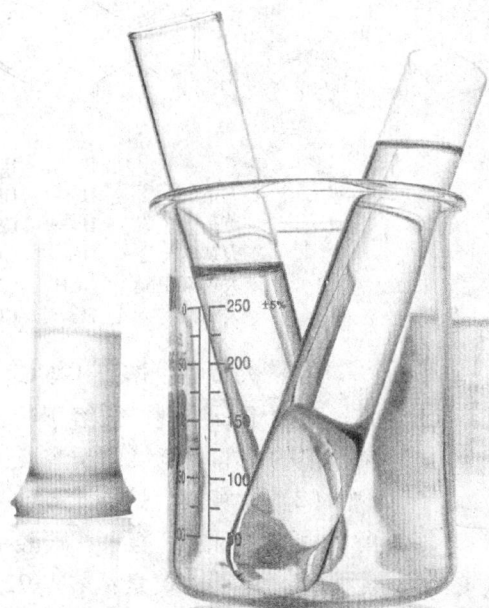

第四章 ▶ 天然药物化学实验各论

实验一 大黄中蒽醌类成分的提取、分离和鉴定

【概述】

大黄为蓼科植物掌叶大黄 *Rheum palmatum* L.、唐古特大黄 *Rheum. tanguticumma-xim.* ex Balf. 或药用大黄 *Rheum. officinale* Baill. 的干燥根及根茎。其味苦、性寒，具有泻热通肠、凉血解毒、逐瘀通经、利湿退黄之功效。大黄具有广泛的药理活性，大黄中的番泻苷类有较强的泻下作用；游离蒽醌类虽泻下作用较弱，但具有良好的抗菌活性，其中芦荟大黄素、大黄素及大黄酸的抗菌作用尤为显著，对多数革兰阳性菌均有抑制作用。此外，大黄还具有抗肿瘤、保肝利胆、利尿、止血等功效，常用于治疗胃、肠、肝、胆等疾病；外用可治疗烧伤、烫伤等。

大黄的主要成分为蒽醌类化合物，总含量约为 2%~5%，其中游离的羟基蒽醌类化合物占 10%~20%，主要为大黄酚、大黄素、芦荟大黄素、大黄素甲醚和大黄酸等。大多数羟基蒽醌类化合物以苷的形式存在，如大黄酚葡萄糖苷、大黄素葡萄糖苷、大黄酸葡萄糖苷、芦荟大黄素葡萄糖苷、一些双葡萄糖链苷及少量的番泻苷 A、B、C、D。其主要成分的结构和理化性质如下：

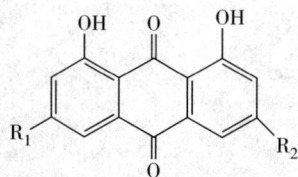

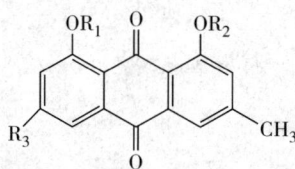

	R₁	R₂
大黄酚	H	CH₃
芦荟大黄素	H	CH₂OH
大黄素	OH	CH₃
大黄素甲醚	OCH₃	CH₃
大黄酸	H	COOH

	R₁	R₂	R₃
大黄酚葡萄糖苷	glc	H	H
大黄素1-O-β-D-葡萄糖苷	H	glc	OH

（1）大黄酚：熔点 196℃，长方形或单斜形结晶（乙醚或苯）、能升华，不溶于水，难溶于石油醚，微溶于冷乙醇，溶于苯、三氯甲烷、乙醚、冰乙酸及丙酮中，易溶于热的乙醇、氢氧化钠溶液中。

（2）大黄素：熔点 256℃~257℃，橙色针状结晶（乙醇），几乎不溶于水，溶于乙醇、甲醇、丙酮、氨水、碳酸钠溶液、氢氧化钠溶液。

（3）芦荟大黄素：熔点 223℃~224℃，橙色针状结晶（甲苯），略溶于乙醇、苯、

三氯甲烷、乙醚和石油醚，溶于碱水溶液和吡啶，易溶于热的乙醇、丙酮、甲醇和稀氢氧化钠溶液。

（4）大黄素甲醚：熔点207℃，金黄色针状结晶，不溶于水和碳酸钠溶液，微溶于乙酸乙酯、甲醇、乙醚，易溶于苯、吡啶、三氯甲烷、氢氧化钠溶液。

【目的要求】

1. 掌握游离羟基蒽醌类成分的提取方法。
2. 掌握 pH 梯度萃取法分离酸性不同的蒽醌类成分的原理及操作技术。
3. 掌握硅胶柱色谱的操作技术。
4. 掌握蒽醌类成分的理化性质和鉴别方法。

【实验原理】

1. 大黄中羟基蒽醌类化合物主要以苷的形式存在，可利用蒽醌苷类成分酸水解形成的苷元极性较小、溶于有机溶剂的性质，采用两相水解法得总蒽醌苷元。

2. 游离羟基蒽醌类成分由于结构中取代基的不同所表现出的酸性不同，故可采用 pH 梯度萃取法分离。

3. 利用具有不同结构的羟基蒽醌类化合物与硅胶的吸附力差异，根据其极性的差异可采用硅胶柱色谱分离大黄酚和大黄素甲醚。

【实验材料】

1. 药材　大黄。

2. 试剂　20%硫酸溶液、浓盐酸溶液、5%碳酸氢钠溶液、5%碳酸钠溶液、1%氢氧化钠溶液、乙醇、三氯甲烷、石油醚、乙酸乙酯、1%乙酸镁甲醇溶液等。

3. 仪器　水浴锅、圆底烧瓶、冷凝管、分液漏斗、烧杯、层析缸、锥形瓶、色谱柱等。

【实验内容】

1. 提取和分离流程　见图 4-1。

2. 游离蒽醌的提取　取大黄粗粉 50g，置 500ml 圆底烧瓶中，加 20% 硫酸溶液 100ml 和三氯甲烷 250ml，水浴回流提取 3 小时，冷却至室温后滤过，弃去药渣，滤液置分液漏斗中，分出酸水层，得三氯甲烷提取液。

3. pH 梯度萃取分离

（1）将三氯甲烷提取液置于 500ml 分液漏斗中，用 5%碳酸氢钠溶液 200ml 萃取一次，分出碱水层置于 250ml 锥形瓶中，在搅拌状态下滴加浓盐酸调节 pH 2，可得大黄酸沉淀。

（2）经 5%碳酸氢钠水溶液萃取后的三氯甲烷层，用 5%碳酸钠溶液 300ml 萃取两次，合并两次碳酸钠萃取液，并酸化，得大黄素沉淀。经 5%碳酸钠水溶液萃取后的三氯甲烷层，用 1%氢氧化钠水溶液 200ml 萃取两次，合并两次氢氧化钠萃取液，酸化得芦荟大黄素沉淀（酸化时操作同前）。

（3）去除芦荟大黄素后余下的三氯甲烷层，用 3%氢氧化钠溶液 500ml 分两次萃取，至碱水层无色为止，合并碱水层，加盐酸酸化至 pH 3，析出黄色沉淀，过滤，水

大黄粗粉50g

加20%硫酸100ml，三氯甲烷250ml，
水浴回流3h，稍冷后萃取

三氯甲烷提取液

先用蒸馏水洗2次（每次20ml），再以5%
碳酸氢钠水溶液200ml萃取1次

碱水层 　　　　　　三氯甲烷层

碱水层：浓盐酸调至pH=2.0

沉淀

重结晶

大黄酸

三氯甲烷层：5%碳酸钠水溶液300ml萃取2次

三氯甲烷层 　　　　　　碱水层

三氯甲烷层：1%氢氧化钠水溶液200ml萃取2次

碱水层：浓盐酸调至pH=2.0，放置沉淀

大黄素

碱水层 　　　　　　三氯甲烷层

碱水层：浓盐酸调至pH=2.0，放置沉淀

芦荟大黄素

三氯甲烷层：硅胶柱色谱，石油醚洗脱

大黄酚 　　　　　　大黄素甲醚

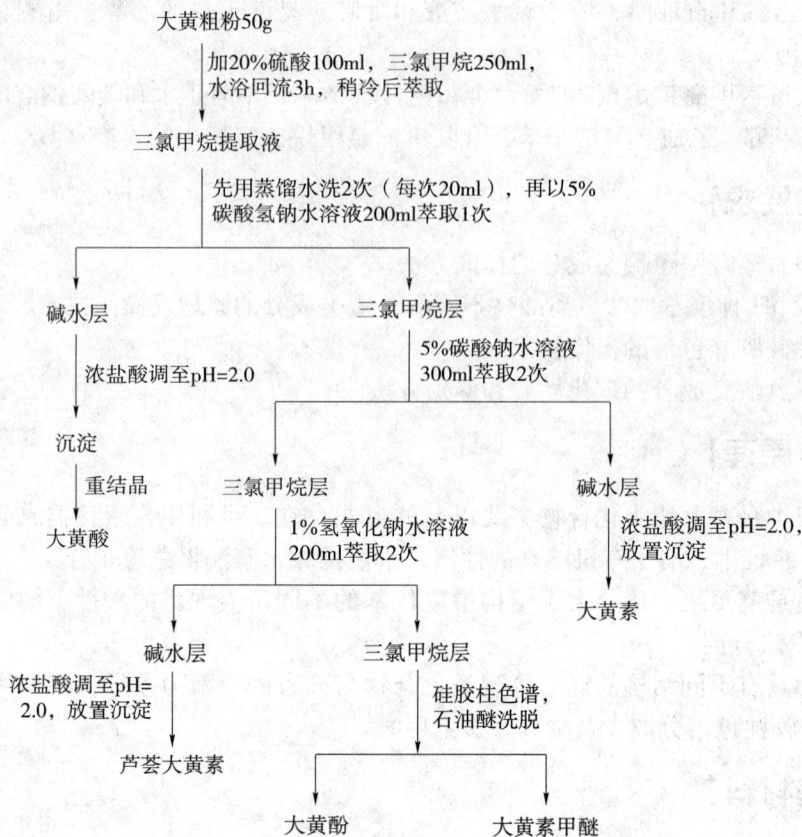

图4-1 大黄中游离蒽醌类成分的提取和分离流程

洗至中性，干燥，为大黄素甲醚和大黄酚的混合物，作为硅胶柱色谱分离的样品。

4. 硅胶柱色谱法分离大黄素甲醚和大黄酚

（1）装柱：取色谱柱，于柱子的下端填一层松紧适合平整的脱脂棉。通过漏斗将60～100目硅胶G粉10g徐徐加入柱内，轻轻敲打色谱柱，使柱面平整，柱内硅胶粉均匀充实，然后垂直地固定在铁架台上。

（2）上样：将大黄素甲醚和大黄酚的混合物用三氯甲烷溶解，用移液管小心加入色谱柱柱床顶端。

（3）洗脱和收集：用石油醚（沸程为60℃～90℃）为洗脱剂，缓缓加入到色谱柱的顶端，打开色谱柱下端活塞，继续加入洗脱剂，分段收集，每份3ml，以硅胶薄层色谱法检查每一流分，合并相同的成分，回收溶剂，用甲醇重结晶，分别得大黄素甲醚和大黄酚精制品。

5. 游离蒽醌类化合物的鉴定

（1）化学鉴别反应

碱液呈色反应：分别取各蒽醌结晶少许置于试管中，加1ml乙醇溶解，加10%氢氧化钠溶液2滴，观察颜色变化，羟基蒽醌类应呈红色。

乙酸镁反应：分别取各蒽醌结晶少许置于试管中，各加乙醇1ml使溶解，滴加1%乙酸镁乙醇溶液3滴，观察颜色变化，羟基蒽醌应显橙色到蓝紫色。

（2）薄层色谱鉴别

样品：上述分别获得的大黄酸、大黄素、芦荟大黄素、大黄素甲醚和大黄酚的三氯甲烷溶液及各相应对照品的三氯甲烷溶液。

吸附剂：硅胶 G-CMC-Na 板，湿法铺板，105℃活化 0.5 小时。

展开剂：石油醚（沸程为 30℃~60℃）-乙酸乙酯-甲酸（15：5：1）上层溶液。

显色：在可见光下观察，记录黄色斑点出现的位置，然后用浓氨水熏或喷 5% 乙酸镁甲醇溶液，斑点显红色。

【注意事项】

1. 提取时所得三氯甲烷液中若带有酸水液，应用分液漏斗分出弃去，可先用蒸馏水洗去三氯甲烷液中的酸。

2. 碱液萃取时容易发生乳化，要轻轻振摇。

3. 每次加碱液进行 pH 梯度萃取时，注意要测一下三氯甲烷液的 pH。

【思考与作业】

1. 简述大黄中 5 种游离羟基蒽醌化合物的酸性与结构的关系。

2. pH 梯度萃取法的原理是什么？该法适用于哪些中药成分的分离？

实验二 虎杖中蒽醌类成分的提取、分离和鉴定

【概述】

虎杖为蓼科植物虎杖 *Polygonum cuspidatum* Sieb. et Zucc. 的干燥根茎及根。味苦、微酸、涩，性凉。具有祛风、利湿、破淤、通经之功效，民间多将其用于消炎、杀菌、利尿和镇痛，近年来多用于烫伤、出血、高血脂和各种结石的治疗。虎杖中含有大量的蒽醌类成分，主要为大黄酸、大黄素、大黄素甲醚、大黄酚、蒽苷 A（anthraglycoside A，即大黄素甲醚-8-O-D-葡萄糖苷）和蒽苷 B（anthraglycoside B，即大黄素-8-O-D-葡萄糖苷）。此外，尚含有虎杖苷（polydatin，即 3，4，5′-三羟基芪-3-β-D-葡萄糖苷）及黄酮类对苯醌长链萜类、多糖等。其主要成分的结构和理化性质如下。

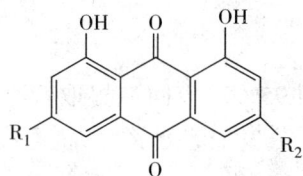

	R_1	R_2
大黄酚	H	CH_3
大黄素	OH	CH_3
大黄素甲醚	OCH_3	CH_3

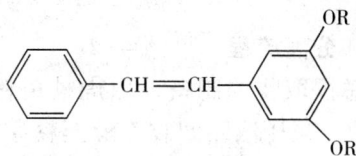

白藜芦醇　　　　　　R=H
白藜芦醇葡萄糖苷　　R=Glc

（1）大黄酚：熔点196℃，能升华。金黄色六角型片状结晶（丙酮）或针状结晶（乙醇），易溶于苯、三氯甲烷、乙醚、乙醇、冰乙酸；可溶于氢氧化钠水溶液及热水溶液；稍溶于甲醇；难溶于石油醚。

（2）大黄素：熔点256℃～257℃，可升华。橙黄色条状结晶（丙酮中为橙色、甲醇中为黄色），其溶解度（25℃，W/W）：四氯化碳（0.01%）、三氯甲烷（0.071%）、乙醚（0.14%）；易溶于乙醇、可溶于氨水、碳酸钠和氢氧化钠水溶液，几乎不溶于水。

（3）大黄素-6-甲醚：熔点207℃，能升华。橙黄色针晶，溶解性与大黄酚相似。

（4）白藜芦醇葡萄糖苷：熔点223℃～226℃（分解）。无色针状结晶。易溶于甲醇、乙醇、丙酮、热水；可溶于乙酸乙酯、碳酸钠和氢氧化钠水溶液；微溶于冷水；难溶于乙醚。

（5）白藜芦醇：无色针状结晶，能升华。易溶于乙醚、三氯甲烷、甲醇、乙醇、丙酮等。

【目的要求】

1. 掌握用溶剂法从虎杖中提取和分离游离羟基蒽醌的方法。
2. 掌握用pH梯度萃取法分离酸性不同的蒽醌类成分的原理及实验方法。
3. 熟悉提纯亲水苷类（虎杖苷）的方法。
4. 了解蒽醌类成分的理化性质和检识反应。

【实验原理】

1. 利用溶剂的极性不同来分离虎杖中脂溶性和水溶性成分。
2. 根据蒽醌类苷元能溶于有机溶剂的性质，用乙醚提取，再利用游离蒽醌类化合物酸性强弱不同，用pH梯度法进行分离。

【实验材料】

1. **药材**　虎杖。
2. **试剂**　浓盐酸、20%硫酸溶液、5%碳酸氢钠溶液、5%碳酸钠溶液、1%氢氧化钠溶液、三氯甲烷、石油醚、乙酸乙酯、1%乙酸镁甲醇溶液、乙醇等。
3. **仪器**　水浴锅、圆底烧瓶、冷凝管、分液漏斗、烧杯、层析缸、锥形瓶等。

【实验内容】

1. **提取和分离流程**　见图4-2。
2. **乙醇总提取物的制备**　取虎杖粗粉50g，用95%乙醇回流提取两次，滤过，合并两次提取液，减压浓缩回收乙醇至糖浆状，移入蒸发皿，水浴浓缩至无醇味，得糖浆状物，即虎杖乙醇总提取物。
3. **总游离蒽醌的提取**　将上述虎杖乙醇总提取物转移至锥形瓶，加热水20ml，溶解后放冷加乙醚80ml，不断振摇后放置。然后将上层乙醚液倾入另一500ml分液漏斗中（切勿将水层倒出），虎杖乙醇总提取物再以乙醚同法抽提数次，合并乙醚液（注意

虎杖粗粉50g

　↓ 95%乙醇回流提取两次

乙醇提取液

　↓ 回收乙醇

提取浓缩物

　↓ 加乙醚及水置于分液
　漏斗中进行萃取

乙醚萃取液　　　　　　　　　　　水溶液(含鞣质及苷类成分)

　↓ 回收乙醚至小体积，
　放置析晶，抽滤

总蒽醌类成分

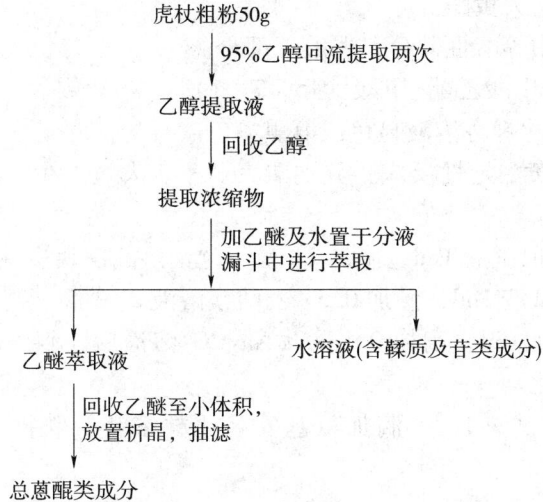

图 4-2　虎杖中总蒽醌类成分的提取和分离流程

将水层分离干净）。乙醚液中即为总游离蒽醌，残留物中含有水溶性成分。

4. 游离蒽醌的分离

（1）强酸性成分大黄酸的分离：将上述乙醚液移至分液漏斗中，用5% $NaHCO_3$水溶液（测定 pH）萃取数次，合并 $NaHCO_3$萃取液，在搅拌下慢慢滴加浓盐酸，然后以 $6mol \cdot L^{-1}$盐酸调节 pH=2，放置待沉淀析出，倾去部分上清液。抽滤得沉淀，水洗沉淀至中性，干燥，得深褐色粉末，为强酸性成分。

（2）中等酸性成分大黄素的分离：经 $NaHCO_3$萃取过的乙醚溶液再用5% Na_2CO_3水溶液（测定 pH）萃取数次直至视碱水层萃取液色浅为止，合并 Na_2CO_3萃取液，加浓盐酸调 pH 2，放置待沉淀析出，倾去部分上清液。抽滤得沉淀，水洗沉淀至中性，干燥，用丙酮重结晶，称重，计算得率。

（3）弱酸性成分大黄酚和大黄素-6-甲醚的分离：经 Na_2CO_3萃取过的乙醚溶液再用2%氢氧化钠水溶液（测定 pH）萃取 3 次，合并氢氧化钠萃取液，加浓盐酸调pH=2，放置待沉淀析出，倾去部分上清液。抽滤得沉淀，水洗沉淀至中性，干燥，得粗品。

（4）中性成分甾醇类化合物的分离：经氢氧化钠萃取过的乙醚液，以水洗至中性，再用无水 Na_2SO_4脱水，回收乙醚得残留物，即为β-谷甾醇粗品。

5. 白藜芦醇葡萄糖苷的分离　取步骤 3 中乙醚提取过的糖浆状物，挥去乙醚，置烧杯中加水 100ml，搅拌混合后，直火加热，煮沸并搅拌约 20 分钟，滤渣再用同法提取 2 次，倾出上清液，放置 48 小时后过滤。滤液加活性炭 2g，煮沸 15 分钟，趁热滤过，滤液移至蒸发皿中，水浴浓缩至 20~30ml，转移至三角瓶中，冷却后加乙醚 10ml，置冰箱中析晶。用 30%甲醇重结晶，并加少量活性炭脱色，如结晶色深，可再重结晶 1~2 次，得白色结晶。

6. 鉴定

（1）薄层色谱鉴定：硅胶 G-CMC-Na 板，湿法铺板，105℃活化 0.5 小时。

对照品：大黄素、大黄酚。

样品：分离所得中等酸性部分、弱酸性部分。

展开剂：石油醚-甲酸乙酯-甲酸（15：7：1）。

显色剂：5%氢氧化钾醇溶液显色或氨熏显色。

（2）大黄素、大黄酚定性反应：分别取大黄素、大黄酚少许用乙醇溶解，做如下实验。

Bornträger 反应：取试液 1ml，滴加 2% 氢氧化钠溶液，观察颜色变化。

乙酸镁反应：取试液 1ml，滴加 0.5% 乙酸镁溶液 2~3 滴，观察颜色变化。

耦合反应：取试液 1ml，滴加 0.5ml5% Na_2CO_3 溶液后，滴入新配制的重氮化试剂 1~2 滴，观察颜色变化。

Emerson 反应：取试液 1ml，滴加氨基安替比林溶液及铁氰化钾溶液，观察颜色变化。

（3）白藜芦醇苷的显色反应

荧光反应：将试液滴在滤纸上，在荧光灯下观察颜色。

三氯化铁-铁氰化钾反应：将试液滴在滤纸上，喷上述试剂后观察颜色。

Molish 反应：取试液 1ml，加等体积 10% α-萘酚乙醇溶液，摇匀，沿试管壁滴加 2~3 滴浓硫酸，观察两液界面颜色的变化。

【注意事项】

1. 使用乙醚要注意安全，绝对禁止明火。
2. 中和碱液前，注意观察液体内是否有乙醚残留，如有应除尽。

【思考与作业】

1. 如何检识中药中是否存在蒽醌类化合物？
2. 比较大黄酸、大黄素、大黄酚、大黄素甲醚的极性和 R_f 值，并解释原因。
3. 展开剂中为何加少量的甲酸试剂？

实验三 秦皮中香豆素类成分的提取、分离和鉴定

【概述】

秦皮为木樨科植物苦枥白蜡树 *Fraxinus rhynchophlla* hance.、白蜡树 *Fraxinus chinensis* Roxb.、尖叶白蜡树 *Fraxinus szaboana* Lingelsh. 或宿柱白蜡树 *Fraxinus stylosa* Lingelsh. 的干燥树皮或干皮。其味苦、涩，性寒。具有清热燥湿，收涩止痢、止带，明目的功效。用于湿热泻痢、赤白带下、目赤肿痛和目生翳膜等症。

秦皮中含有多种香豆素类成分及皂苷、鞣质等。香豆素类成分主要有七叶内酯（esculetin）、七叶苷（esculin）、秦皮素（fraxetin）及秦皮苷（fraxin）等，均具有良好的抗菌、消炎活性。其中七叶内酯对急性肠炎、细菌性痢疾治疗效果较好，并有退热

作用，副作用小且无苦味，适于小儿服用。其主要成分的结构和理化性质如下：

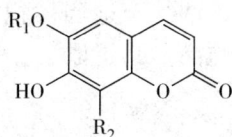

	R_1	R_2
七叶内酯	H	H
七叶苷	glc	H
秦皮素	CH_3	OH
秦皮苷	CH_3	O-glc

（1）七叶内酯：黄色针状结晶（稀醇），熔点 268℃～270℃。易溶于沸乙醇及氢氧化钠溶液，可溶于乙酸乙酯，稍溶于沸水，几乎不溶于乙醚、三氯甲烷。

（2）七叶苷：浅黄色针状结晶（热水），熔点 204℃～206℃。易溶于热水（1：15），可溶于乙醇（1：24），微溶于冷水（1：610），难溶于乙酸乙酯，不溶于乙醚、三氯甲烷。在稀酸中可水解，水溶液有蓝色荧光。

【目的要求】

1. 掌握从秦皮中提取香豆素类成分（七叶内酯、七叶苷）的原理和方法。
2. 掌握溶剂萃取法的基本操作以及在中药有效成分提取分离中的应用。
3. 掌握香豆素类化合物的理化性质和鉴别方法。

【实验原理】

1. 七叶内酯、七叶苷均可溶于沸乙醇，故可用沸乙醇将二者提取出来，并利用二者在乙酸乙酯中的溶解性不同而将其分离。
2. 香豆素类在紫外灯下大多具有较强的荧光，此性质常用于该类成分的检识。

【实验材料】

1. 药材 秦皮。

2. 试剂 95%乙醇、三氯甲烷、乙酸乙酯、无水硫酸钠、甲醇、盐酸羟胺甲醇溶液、1%氢氧化钠甲醇溶液、浓盐酸、1%三氯化铁、甲苯、甲酸甲酯、甲酸、重氮化对硝基苯胺、蒸馏水等。

3. 仪器 分液漏斗、回流提取装置、抽滤装置、薄层色谱装置等。

【实验内容】

1. 提取 称取秦皮粗粉 300g，加 95% 乙醇 400ml，回流 2 小时，过滤。药渣加 95% 乙醇 400ml，回流 1 小时，过滤后再重复 1 次。3 次滤液合并，减压回收乙醇至浸膏状。浸膏加蒸馏水 80ml，加热溶解，过滤，待滤液冷却后，用三氯甲烷洗涤 2 次。

2. 分离 经三氯甲烷洗涤后的水溶液，置水浴上加热除去残留的三氯甲烷，冷却后用乙酸乙酯萃取 3 次，每次 50ml。合并乙酸乙酯萃取液，加无水硫酸钠适量，放置，过滤，滤液减压回收乙酸乙酯至干。残留物溶于温热甲醇中，适当浓缩，放置过夜析晶，抽滤，得黄色结晶，用甲醇重结晶 2 次，即得七叶内酯纯品。

将乙酸乙酯萃取过的水溶液，浓缩至适当体积，放置析晶，过滤，得微黄色结晶，用甲醇重结晶 2 次，即得七叶苷纯品。其提取、分离流程见图 4-3：

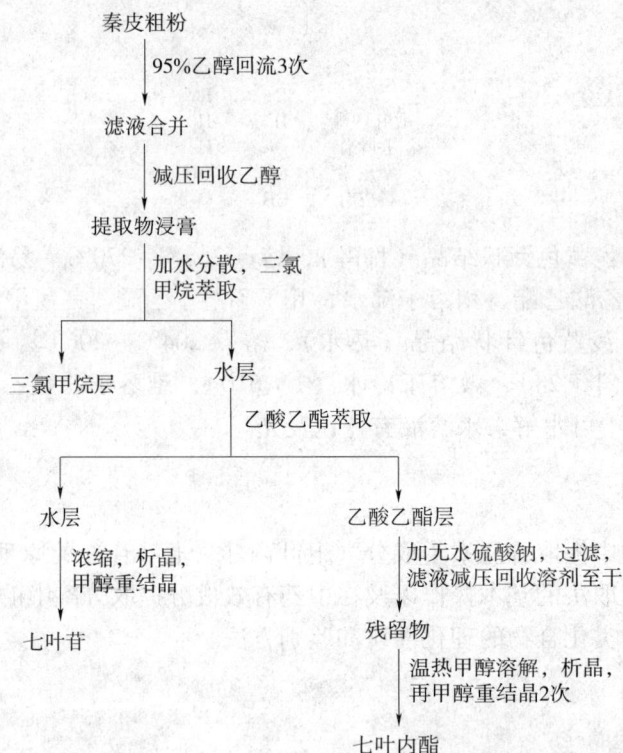

```
                    秦皮粗粉
                      │ 95%乙醇回流3次
                    滤液合并
                      │ 减压回收乙醇
                    提取物浸膏
                      │ 加水分散，三氯
                      │ 甲烷萃取
           ┌──────────┴──────────┐
        三氯甲烷层              水层
                                  │ 乙酸乙酯萃取
                    ┌─────────────┴─────────────┐
                  水层                      乙酸乙酯层
                    │ 浓缩，析晶，          │ 加无水硫酸钠，过滤，
                    │ 甲醇重结晶            │ 滤液减压回收溶剂至干
                  七叶苷                    残留物
                                            │ 温热甲醇溶解，析晶，
                                            │ 再甲醇重结晶2次
                                          七叶内酯
```

图 4-3 秦皮中香豆素类提取分离流程图

3. 鉴定

（1）观察荧光：取七叶内酯和七叶苷的甲醇溶液各 1 滴于滤纸上，置紫外灯 254nm 波长下观察荧光颜色。再在原斑点上滴氢氧化钠溶液，观察荧光变化。

（2）异羟肟酸铁反应：各取七叶内酯、七叶苷适量，置试管中，加盐酸羟胺甲醇溶液 2~3 滴，再加入 1% 氢氧化钠甲醇溶液 2~3 滴，于水浴上加热数分钟，待反应完全，冷却，再用盐酸调 pH 3~4，加 1% 三氯化铁试剂 1~2 滴，溶液呈红或紫红色。

（3）薄层色谱鉴别

样品：自制七叶内酯甲醇溶液、自制七叶苷甲醇溶液。

对照品：七叶内酯对照品甲醇溶液、七叶苷对照品甲醇溶液。

吸附剂：硅胶 G 板，湿法铺板，105℃活化 0.5 小时。

展开剂：展开剂甲苯-甲酸甲酯-甲酸（5∶4∶1）。

显色剂：重氮化对硝基苯胺试剂。

展开后先在紫外灯下观察荧光斑点，再喷显色剂。

4. 纯度检测

（1）结晶：观察七叶内酯、七叶苷结晶的形态和色泽。

（2）熔点测定：分别取七叶内酯、七叶苷精品少许用熔点测定仪测熔点，并将测定值与标准值进行比较，通过熔点数据以及熔程长短，初步判断产品纯度。

【注意事项】

1. 市场上秦皮药材伪劣产品较多，质量差异较大，某些品种之间七叶内酯、七叶苷含量差异很大，而有些伪品不含香豆素类成分，故应选择正品做实验原料。
2. 若萃取操作时力度过大，会产生较重的乳化现象，故以温和的萃取方式为宜。

【思考与作业】

1. 提取香豆素和香豆素苷类常用的溶剂有哪些？分离方法有哪些？
2. 萃取法提取分离七叶内酯和七叶苷时，加入无水硫酸钠的作用？
3. 萃取操作有哪些注意事项？如何消除乳化层？
4. 鉴别香豆素类成分的显色剂有哪些？其显色原理是什么？

实验四 补骨脂中呋喃香豆素的提取、分离和鉴定

【概述】

中药补骨脂为豆科植物补骨脂 (*Psoralea corylifolia* L.) 的干燥成熟果实，性温，辛具有补肾助阳之功效，主治肾虚冷泻、阳痿、小便频数、腰膝冷痛、虚寒喘咳，外用可治白癜风。现代研究表明，补骨脂具有扩张血管、增加心肌收缩力、抗菌、抗肿瘤、雌性激素样和治疗白癜风等生物活性。

补骨脂中主要含有香豆素和黄酮类成分，有补骨脂素 (psoralen)、异补骨脂素 (isopsoralen)、补骨脂次素 (psoralidin)、补骨脂黄酮 (bavachin)、甲基补骨脂黄酮 (bavachinain)、异补骨脂黄酮 (isobavachin)、补骨脂查尔酮 (bavachalcone) 等。其主要成分的结构和理化性质如下。

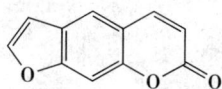 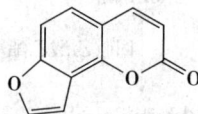

补骨脂素　　　　　　　　　　异补骨脂素

（1）补骨脂素：无色针状结晶（乙醇）。熔点 168℃~169℃。溶于甲醇、乙醇、三氯甲烷、乙酸乙酯，微溶于水、乙醚和石油醚。补骨脂素有光敏、抗癌、止血、舒张支气管平滑肌等作用。

（2）异补骨脂素：白色结晶，熔点 138℃~140℃，溶解度基本与补骨脂素相同。有植物雌激素作用；能显著抑制 CYP1A2 酶活性，对 CYP3A 有一定的诱导作用。

【目的要求】

1. 掌握从补骨脂中提取分离补骨脂素的原理和方法。

2. 掌握回流法提取补骨脂中的香豆素类成分。

3. 掌握补骨脂素的理化性质和鉴别方法。

【实验原理】

补骨脂素为线型呋喃香豆素，易溶于甲醇、乙醇、三氯甲烷、乙酸乙酯等有机溶剂，微溶于水、乙醚和石油醚。因此可以采用乙醇冷浸、渗漉或回流的方法提取，回收溶剂后，水混悬，再用乙酸乙酯萃取即得。

【实验材料】

1. 药材 补骨脂。

2. 试剂 乙醇、乙酸乙酯、石油醚、丙酮、氢氧化钠、盐酸羟胺、三氯化铁、重氮试剂、盐酸、正己烷等。

3. 仪器 电热套、回流装置、抽滤装置、薄层色谱装置等。

【实验内容】

1. 提取分离流程图 见图4-4。

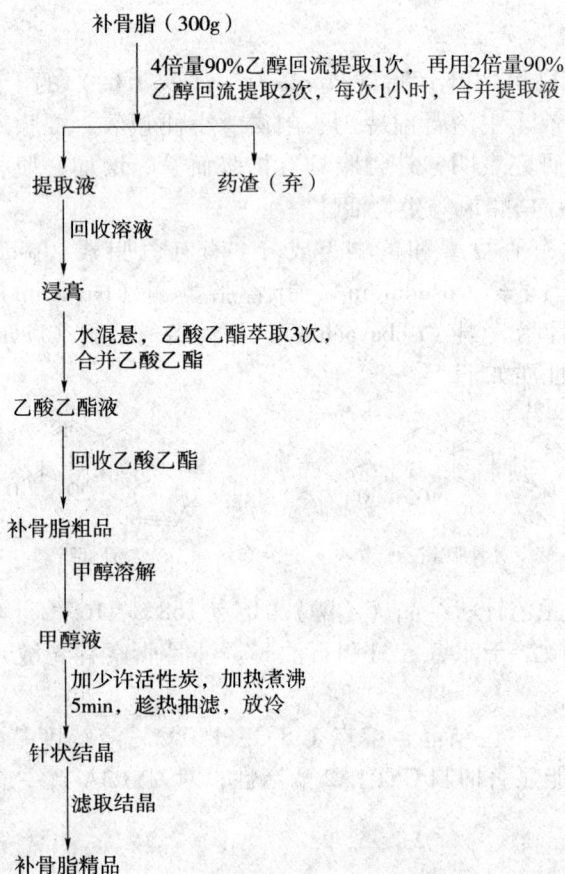

补骨脂（300g）

4倍量90%乙醇回流提取1次，再用2倍量90%
乙醇回流提取2次，每次1小时，合并提取液

提取液　　　　　　药渣（弃）

回收溶液

浸膏

水混悬，乙酸乙酯萃取3次，
合并乙酸乙酯

乙酸乙酯液

回收乙酸乙酯

补骨脂粗品

甲醇溶解

甲醇液

加少许活性炭，加热煮沸
5min，趁热抽滤，放冷

针状结晶

滤取结晶

补骨脂精品

图4-4 补骨脂中补骨脂素的提取分离流程图

2. 补骨脂素粗品的提取 取补骨脂药材 300g。加 90% 乙醇 1200ml，回流 1 小时，过滤。药渣加 90% 乙醇 600ml，回流 1 小时，过滤后再重复 1 次。3 次滤液合并，减压回收乙醇至浸膏状。浸膏加蒸馏水 100ml 混悬，乙酸乙酯萃取，共 3 次，每次 100ml，合并乙酸乙酯液，回收溶剂，得补骨脂素粗品。

3. 补骨脂素的精制 将上述粗品加适量甲醇溶解，加少许活性炭，煮沸 5 分钟，趁热抽滤，放冷即有针状结晶析出，取结晶，即得补骨脂素精品。

4. 鉴别

（1）化学鉴别

异羟肟酸铁反应：取样品适量，加乙醇溶解，先后加入 2% 的氢氧化钠溶液及盐酸羟胺，盐酸调节 pH 5~6，加入三氯化铁溶液，观察颜色变化。

酚羟基显示反应：取样品适量，加乙醇溶解，加入三氯化铁溶液和重氮试剂，观察颜色变化。

（2）薄层色谱鉴别

样品：① 补骨脂粗品。② 补骨脂精品。③ 补骨脂对照品。

吸附剂：硅胶 G-CMC 板，湿法铺板，105℃ 活化 0.5 小时。

展开剂：正己烷-乙酸乙酯（4∶1）。

显色剂：10% 氢氧化钾甲醇溶液，紫外灯（365nm）检识。

5. 含量测定 采用高效液相法进行补骨脂中补骨脂素的含量测定。

（1）色谱条件：色谱柱：C_{18}（4.6mm × 250mm，5μm），流动相：甲醇 – 水（45∶55），检测波长：245nm，流速：1.0ml/min，柱温：35℃。

（2）对照品溶液的制备：精密称取补骨脂素对照品，加甲醇制成 1ml 含 20μg 的溶液。

（3）供试品溶液的制备：精密称取补骨脂粉末 0.5g，加甲醇回流提取 2 小时，过滤。滤液放冷，转移至 100ml 容量瓶中，加甲醇至刻度，摇匀，过滤，取续滤液，即得。

（4）测定法：分别精密吸取对照品溶液与供试品溶液各 10μl，注入液相色谱仪，测定，即得。

【注意事项】

1. 减压浓缩时，旋转蒸发仪的温度不易过高。浓缩完毕后，应先放气，后关水泵，防止液体倒流。

2. 硅胶板铺制均匀，CMC 浓度应在 3‰~5‰ 之间，防止所制的硅胶板太松软或太硬。

【思考与作业】

1. 简述异羟肟酸铁反应的原理。
2. 简述香豆素类成分的理化性质。
3. 试述回流法、冷浸法、渗漉法等提取方法的特点。

实验五　黄芩苷的提取、精制和鉴定

【概述】

黄芩为唇形科植物黄芩 *Scutellaria baicalensisgeorgi* 的干燥根。具有清热燥湿、泻火解毒、止血、安胎的功效。据现代药理研究表明黄芩有解热、抗菌、利尿、降压和镇静等作用。黄芩主要成分之一黄芩苷有镇静、解热和利尿作用，其苷元黄芩素又有抗菌作用。

黄芩主要成分有黄芩苷（baicalin）、汉黄芩苷（wogonside）、黄芩素（baicalein）、汉黄芩素（bogonin）等，其中以黄芩苷含量较高，是黄芩的主要有效成分。其主要成分的结构和理化性质如下。

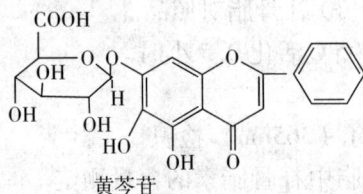

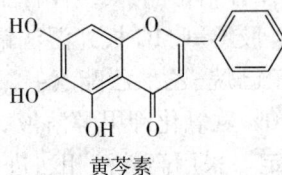

黄芩苷　　　　　　黄芩素

（1）黄芩苷：淡黄色针晶熔点223℃。易溶于 *N*，*N*-二甲基甲酰胺（DMF）、吡啶。微溶于冰乙酸，难溶于甲醇、乙醇、丙酮，几乎不溶于水、乙醚、苯、三氯甲烷等溶剂。因黄芩苷分子结构中有羧基、呈酸性，故可溶于 $NaHCO_3$ 和氢氧化钠等碱液。在碱液中不稳定，渐变暗棕色。

（2）黄芩素：黄色针晶熔点264℃~265℃。易溶于甲醇、乙醇、丙酮和乙酸乙酯，微溶于乙醚、三氯甲烷，较难溶于苯，黄芩素碱液中不稳定，易氧化呈绿色。

【目的要求】

1. 掌握从黄芩中提取和精制黄芩苷的原理及操作方法。
2. 熟悉黄芩苷的主要性质和检识方法。
3. 了解高效液相色谱的原理、仪器的结构性能和基本操作。

【实验原理】

1. 黄芩苷分子中有羧基在植物中以盐的形式存在，故可用水作为提取溶剂。溶于水的黄芩苷再在酸性条件下（pH 2）加热，变成有游离羧基的黄芩苷元而沉淀析出。

2. 黄芩苷结构中含有邻二酚羟基、5-羟基和4-酮基的结构，可与乙酸铅反应生成沉淀。

【实验材料】

1. 药材　黄芩。

2. 试剂　浓盐酸、工业乙醇（95%）、丙酮、甲醇、磷酸、10%乙酸铅试液、pH试纸、甲苯、甲酸乙酯、甲酸、黄芩苷对照品等。

3. 仪器　高效液相色谱仪、离心机、抽滤装置、旋转蒸发仪、干燥烘箱、天平、紫外灯、水浴锅、电炉、石棉网、烧杯（2000ml、100ml各一只）、量筒（500ml）、圆底烧瓶、纱布（或脱脂棉）、布氏漏斗、漏斗、球型冷凝管、橡皮管、色谱柱、层析缸等。

【实验内容】

1. 提取和精制流程　见图4-5。

2. 黄芩苷的粗提取　称取黄芩干燥粉末150g，投入8倍量的沸水中加热煮沸20分钟。以纱布过滤，滤渣再用7倍量水同前法煎煮，过滤。合并两次滤液加浓盐酸调pH1~2，80℃水浴保温30分钟，静置过夜。次日离心沉淀，沉淀以热水洗涤，减压滤过，滤得物用适量95%乙醇洗涤，减压滤过，滤得物以丙酮洗涤一次，于80℃干燥，得粗制黄芩苷。

3. 黄芩苷的精制　将制备的沉淀置于100ml圆底烧瓶中，加1∶100（沉淀∶乙醇）的95%乙醇，加热回流0.5小时，趁热过滤，不溶物再以95%乙醇热提二次并分别过滤，合并三次滤液，回收乙醇至原体积的1/5量，放置析出黄色结晶（母液另提其他成分），必要时再以甲醇重结晶，即得黄芩苷精品。

4. 黄芩苷的鉴别

（1）沉淀反应：取上述制备的黄色结晶适量，加乙醇溶解制成每1ml含0.5mg的供试品溶液，取1ml供试品溶液，加乙酸铅试液（10%乙酸铅溶液）2~3滴，观察是否有沉淀生成。

（2）薄层鉴别：取上述制备的黄色结晶适量，加甲醇制成每1ml含1mg的供试品溶液，另取黄芩苷对照品适量，加甲醇制成每1ml含1mg的对照品溶液。各吸取上述二种溶液5μl，分别点样于同一聚酰胺薄层板上，以甲苯-甲酸乙酯-甲醇-甲酸（10∶3∶1∶2）为展开剂展开，取出晾干，置紫外灯（365nm）观察。供试品色谱中，在与对照品色谱相应的位置上，应显相同颜色的斑点。

5. 含量测定

（1）色谱条件与系统适用性试验：用十八烷基硅烷键合硅胶为填充剂；甲醇-水-磷酸（47∶53∶0.2）为流动相；检测波长为280nm。理论板数按黄芩苷峰计算，应不低于2500。

（2）对照品溶液的制备：精密称取在60℃真空干燥4小时的黄芩苷对照品适量，加甲醇制成每1ml含60μg的溶液，作为对照品溶液。

（3）供试品溶液的制备：精密称取在60℃真空干燥4小时的自制黄芩苷适量，加甲醇制成每1ml含100μg的溶液，作为供试品溶液。

（4）测定法：分别精密吸取对照品溶液与供试品溶液各10μl，注入液相色谱仪，测定，即得。

【注意事项】

1. 以纱布过滤黄芩的提取液时，一定要趁热过滤否则黄芩苷在冷水中析出被药渣

黄芩粗粉
加8倍量水煮沸，过滤

滤渣
加7倍量水煮沸，过滤

滤渣　　　滤液　　　　　滤液

合并滤液　加盐酸调节pH为1~2，80℃保温
30min，静置过夜，离心沉淀

上清液　　　　沉淀
热水洗涤，减压抽滤

沉淀　　　　　　滤液

95%乙醇洗
涤减压抽滤

滤液　　　沉淀
丙酮洗涤减压抽滤

滤液　　沉淀
80℃干燥

粗制黄芩苷
加95%乙醇（1:100）加
热回流趁热过滤

不溶物
95%乙醇热提两
次并分别过滤

不溶物　　滤液　　　　　滤液

合并滤液回收
乙醇，放置

黄芩苷粗品

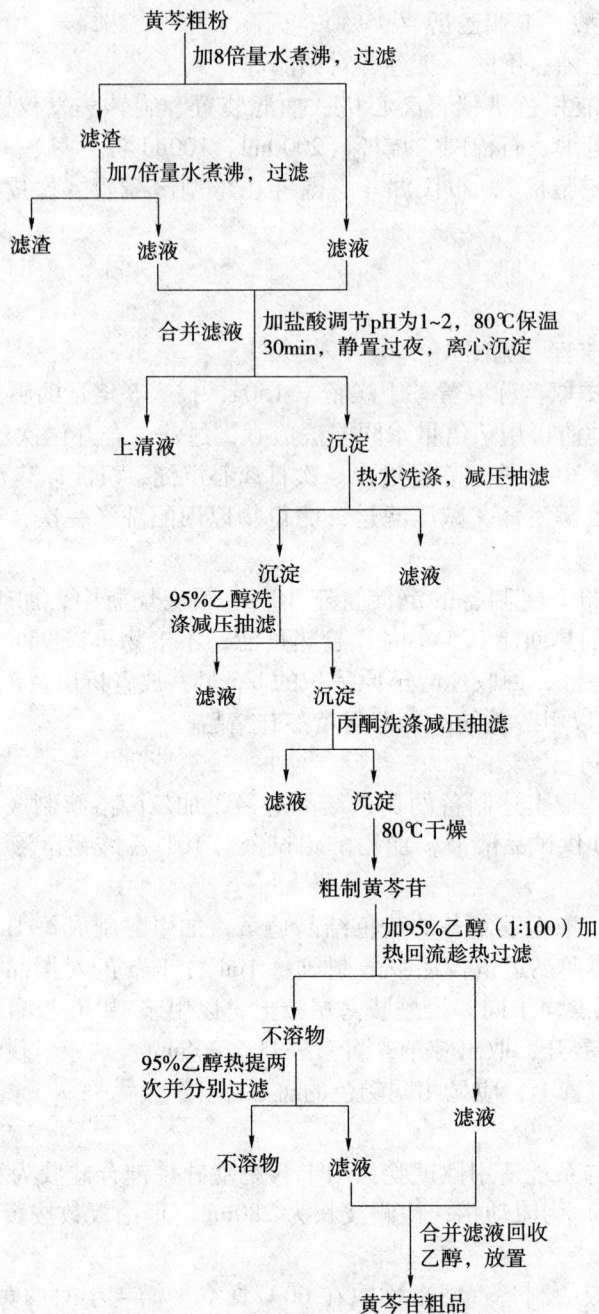

图 4-5　黄芩苷的提取和精制流程

包埋而降低收率。

2. 以沸水提取时间不宜过长，否则黄芩苷分解为黄芩素而降低收率。

【思考与作业】

1. 黄芩苷类的提取方法有哪几种？用沸水煮提法有何优缺点？

2. 减少或防止苷水解有哪些方法？

实验六　芦丁的提取、精制、水解和鉴定

【概述】

　　槐米系豆科植物槐 *Sophora japonica. L.* 的未开放花蕾。味苦、性微寒。具清热泻火、凉血止血之功效，历来作为止血药物治疗痔疮、子宫出血、吐血、鼻血等症。其中所含主要成分为芦丁（rutin），亦称作芸香苷（rutinside）其含量高达15%。现代药理研究表明本品具有调节毛细血管壁渗透的作用，临床上用于治疗毛细血管脆性引起的出血症，可作为高血压症的辅助治疗药物。芦丁是槲皮素与芸香糖结合而成的苷，芦丁和槲皮素的结构和理化性质如下。

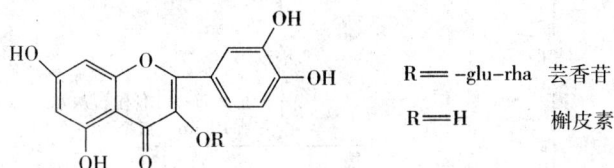

　　（1）芦丁（芸香苷）：淡黄色小针状结晶，熔点174℃～178℃（含三分子结晶水），188℃（无水物）。易溶于热的甲醇、吡啶，可溶于乙醇、热水，不溶于乙醚、三氯甲烷、石油醚等溶剂，难溶于冷水。溶于碱液中呈黄色，酸化后沉淀复析出，可溶于浓硫酸和浓盐酸，呈深黄色，加水稀释复析出。UV λ_{max}^{EtOH} nm：259，299（sh），359。

　　（2）槲皮素（quercetin）：黄色结晶，熔点313℃～314℃（2分子结晶水），316℃（无水物）。易溶于乙醇，可溶于甲醇、乙酸乙酯、冰乙酸、吡啶、丙酮等溶剂，不溶于水、苯、乙醚、三氯甲烷、石油醚。UV λ_{max}^{EtOH} nm：255，269（sh），301（sh）。

【目的要求】

1. 通过芦丁的提取掌握碱溶酸沉法提取黄酮类化合物的原理及操作。
2. 通过芦丁的精制了解芦丁纯化方法，以掌握黄酮类化合物的一般性质。
3. 掌握黄酮苷的水解方法。
4. 掌握用化学法、色谱法鉴别黄酮和糖类化合物的原理及操作方法。

【实验原理】

1. 芦丁分子中含有多个酚羟基，因其结构中具有7，4′-二羟基而呈较强的酸性，易溶于碱液（饱和石灰水）中，碱液经酸化后析出芦丁。
2. 芦丁是由槲皮素3位上的羟基与芸香糖脱水缩合成的苷，在酸性条件下可以水解成槲皮素、鼠李糖、葡萄糖。
3. 根据芦丁、槲皮素、鼠李糖、葡萄糖的性质选择相应的检识方法。

【实验材料】

1. 药材　槐米。

2. 试剂 饱和石灰水、浓盐酸、浓硫酸、甲醇、乙酸乙酯、甲酸、甲苯、正丁醇、乙酸、镁粉、2% 的 $ZrOCl_2$ 甲醇溶液、2% 的柠檬酸甲醇溶液、10% 的 α-萘酚乙醇溶液、氨水、$FeCl_3$ 试剂、草酸苯胺试液、三氯化铝试液、芦丁、葡萄糖、鼠李糖对照品等。

3. 仪器 乳钵、1000ml 烧杯、100ml 圆底烧瓶、抽滤装置、回流装置、筛板漏斗、薄层色谱装置、紫外灯等。

【实验内容】

1. 提取、精制和水解流程 见图 4-6。

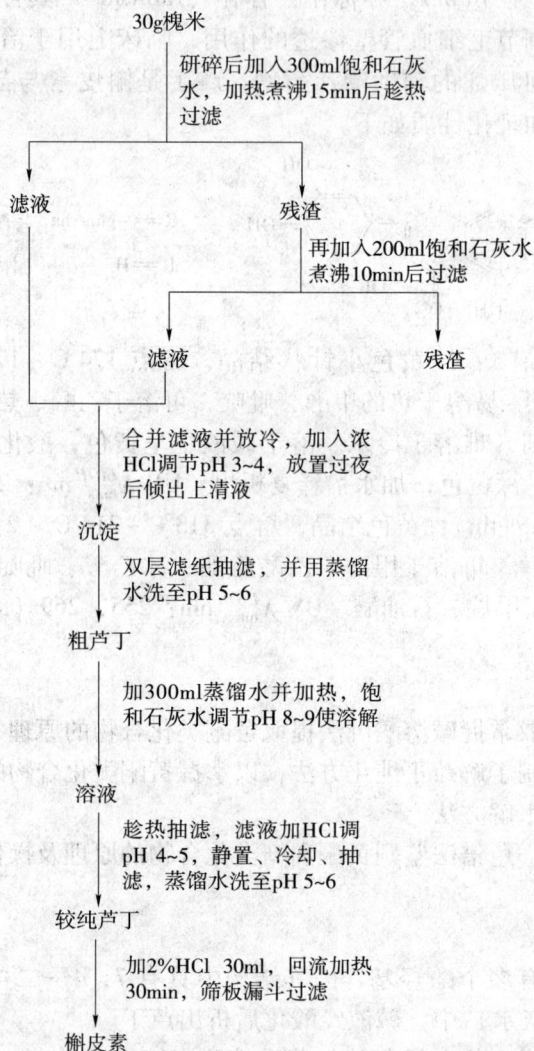

30g槐米
↓ 研碎后加入300ml饱和石灰水，加热煮沸15min后趁热过滤

滤液 ／ 残渣
残渣 → 再加入200ml饱和石灰水煮沸10min后过滤 → 滤液 / 残渣

合并滤液并放冷，加入浓HCl调节pH 3~4，放置过夜后倾出上清液
↓
沉淀
↓ 双层滤纸抽滤，并用蒸馏水洗至pH 5~6
粗芦丁
↓ 加300ml蒸馏水并加热，饱和石灰水调节pH 8~9使溶解
溶液
↓ 趁热抽滤，滤液加HCl调pH 4~5，静置、冷却、抽滤，蒸馏水洗至pH 5~6
较纯芦丁
↓ 加2%HCl 30ml，回流加热30min，筛板漏斗过滤
槲皮素

图 4-6 芦丁的提取、精制和水解流程

2. 提取 称取槐米 30g，在乳钵中研碎（使槐米碎裂即可），置 1000ml 烧杯中，加入 300ml 饱和石灰水（以棉花过滤至澄明）加热煮沸 15 分钟，趁热以棉花过滤。残渣再加 200ml 饱和石灰水煮沸 10 分钟，趁热过滤，合并两次滤液，放冷。向滤液中加

浓盐酸（边加边搅拌）调 pH 3~4 并放置过夜。次日倾出上清液（勿振摇），抽滤沉淀（布氏漏斗中垫两层滤纸）并用蒸馏水洗 pH 5~6，将滤得物置于表面皿上，得粗芦丁。

3. 精制 将粗芦丁加 300ml 蒸馏水，加热，用饱和石灰水调 pH 8~9，使充分溶解，趁热抽滤，滤液加盐酸调 pH 4~5，静置，冷却，抽滤，并用蒸馏水洗涤沉淀 pH 5~6，即得较纯的芦丁。

4. 水解 取芦丁约 0.3g 置 100ml 圆底烧瓶中，加 2% 盐酸溶液 30ml，以直火加热回流 3 分钟（注意观察溶液颜色的变化，加热数分钟后溶液完全澄清，20 分钟后又逐渐析出黄色固体），过滤（用筛板漏斗）即得槲皮素。

5. 鉴定

（1）芦丁的鉴定

① 显色反应：取芦丁 3~4mg，加甲醇 8~10ml 使溶解，分成 3 份做下述试验。

盐酸-镁粉反应：取上述溶液 1~2ml，加 2 滴浓盐酸，再酌加少许镁粉，注意观察颜色变化情况。

锆盐-枸橼酸反应：取上述溶液 1~2ml，然后滴加 2% 的 $ZrOCl_2$ 甲醇溶液 3~4 滴。观察颜色变化情况；再继续向试管中加入 2% 的柠檬酸甲醇溶液 3~4 滴，并详细记录颜色变化情况。

α-萘酚反应：取上述溶液 1~2ml，然后再加 10% 的 α-萘酚乙醇溶液 2~3 滴，摇匀，沿管壁缓缓加入浓硫酸 1ml，观察溶液界面产生的颜色变化。

② 薄层色谱检识：取芦丁约 20mg，加甲醇 5ml 使溶解作为供试品溶液。另取芦丁对照品，加甲醇制成每 1ml 含 4mg 的溶液，作为对照品溶液。吸取上述两种溶液各 10μl，分别点于同一硅胶 G 薄层板上，以乙酸乙酯-甲酸-水（8∶1∶1）为展开剂展开，取出晾干，喷以三氯化铝试液，待乙醇挥干后，置紫外光灯（365nm）下检视。供试品在与对照品色谱相应的位置上，应显相同颜色的荧光斑点。

（2）槲皮素的鉴定

① 显色反应：同芦丁的检识方法。

② 薄层色谱检识。

供试品溶液：水解所得黄色固体的甲醇溶液。

对照品溶液：槲皮素对照品甲醇溶液。

吸附剂：硅胶 G-CMC-Na 板。

展开剂：甲苯-乙酸乙酯-甲酸（5∶4∶1）。

显色：氨熏后，观察荧光，再喷 $FeCl_3$ 试剂。

（3）糖的鉴定

① 呈色反应：取滤去槲皮素的芦丁水解液 1~2ml，然后再加 10% 的 α-萘酚乙醇溶液 2~3 滴，摇匀，沿管壁缓缓加入浓硫酸 1ml，观察溶液界面产生的颜色变化。

② 薄层色谱检识：取滤除槲皮素后的水解溶液 8~10ml，于蒸发皿中浓缩至 2~3ml，作为纸色谱的供试品溶液。分别另取葡萄糖、鼠李糖对照品加蒸馏水配制成 1mg/ml 对照品溶液。取新华一号滤纸，长约 15cm，宽 8cm。用毛细管点样：分别点水解浓缩液、葡萄糖对照品溶液和鼠李糖对照品溶液。以正丁醇-乙酸-水（4∶1∶5，上层）为展开剂、上行展开，取出晾干、喷草酸苯胺试剂，于 100℃ 加热 5 分钟显色。

【注意事项】

1. 槐米不可研磨过碎，否则易堵塞，不易过滤；提取出的杂质也较多。
2. 以饱和石灰水提取还可以除去槐花米中的黏液质、多糖等杂质。
3. 过滤前应将棉花用水充分润湿，尽量赶出其中的气泡。
4. 煎煮过程中可适当补加饱和石灰水以补充蒸发掉的水分。
5. 两次过滤一定要趁热，否则放冷后易析出芦丁沉淀，损失增大。第一次过滤得到的滤液随温度降低可能会出现沉淀，这是因为析出芦丁所致，无需再次过滤。
6. 酸化时注意不能使 pH 过低，否则析出的芦丁因形成铔盐溶于水中而降低收率。

【思考与作业】

1. 解释水解过程中溶液澄明度的变化原因？
2. 芦丁如果水解不完全，将会产生什么色谱结果？

实验七　八角茴香中挥发油的提取、分离和检识

【概述】

八角茴香为木兰科植物八角茴香 *Illicium verum* Hook. f. 的干燥成熟果实。主要分布于广西、广东、云南等地。其味辛，性温，有温阳散寒、理气止痛功效，用于寒疝腹痛、肾虚腰痛、胃寒呕吐、脘腹冷痛等症。现代药理研究表明本品具有抗菌、升高白细胞、雌激素样作用、促进胃肠道蠕动、促进呼吸道分泌细胞分泌等作用。八角茴香既为中药材，又是重要的香料和日用调味品。

八角茴香含挥发油约 4%~9%（以果皮中较多，平均约 5%），脂肪油约 22%（以种子中含量较高）以及蛋白质、树胶和树脂等。八角茴香油（staranise oil）可用于牙膏和牙粉的添加剂、药品的矫味剂、糖果和酒类的生产；氧化八角茴香油可用于制备大茴香醛；八角茴香油的主要成分为反式茴香脑，约为总挥发油的 80%~90%，冷时常自油中析出，可作为含量测定的指标成分。此外，还含有甲基胡椒酚、茴香醛、柠檬烯和 α-蒎烯等成分。

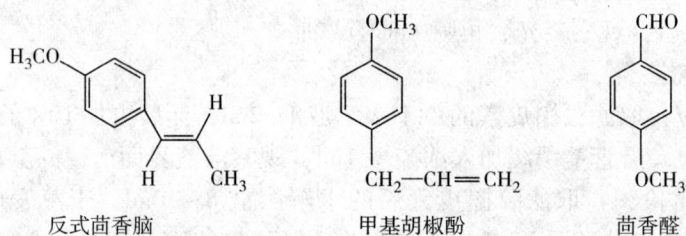

反式茴香脑　　　　甲基胡椒酚　　　　茴香醛

（1）反式茴香脑（anethole）　分子式 $C_{10}H_{12}O$，分子量 148.21。白色结晶、熔点 21.4℃、沸点 235℃。易溶于乙醚、三氯甲烷，溶于苯、乙酸乙酯、丙酮、二硫化碳及石油醚，几乎不溶于水。

（2）甲基胡椒酚（methylchavicol） 分子式 $C_{10}H_{12}O$，无色液体，沸点 215℃ ~ 216℃。

（3）茴香醛（anisaldehyde） 分子式 $C_8H_8O_2$，有两种状态：棱晶，熔点 36.3℃，沸点 236℃；液体，熔点 0℃，沸点 248℃。

【目的要求】

1. 掌握挥发油的水蒸气蒸馏提取法。
2. 熟悉挥发油的定量方法。
3. 掌握挥发油的检识方法。
4. 熟悉反式茴香脑的含量测定方法。

【实验原理】

挥发油具有挥发性，能随水蒸气馏出，但不溶或极难溶于水，易溶于有机溶剂中，可利用水蒸气蒸馏法提取挥发油。挥发油虽组成成分复杂，但多以某种化合物占较大比例，为主要成分，从而使其具有相对固定的理化性质。理化常数是鉴定挥发油品质的重要指标。挥发油中各组成成分的结构或特有功能基，对某些试剂呈现一定的颜色反应。

【实验材料】

1. **药材与药品** 八角茴香、八角茴香油对照品、反式茴香脑对照品、环己酮。
2. **试剂** 蒸馏水、石油醚、乙酸乙酯、5%香草醛-硫酸溶液等。
3. **仪器** 电热套、挥发油提取器、气相色谱仪等。

【实验内容】

1. **八角茴香油的提取** 取八角茴香 50g，捣碎，置于挥发油测定器的烧瓶中，加蒸馏水 500ml 与数粒玻璃珠，振摇混合后，连接挥发油测定器与回流冷凝管。自冷凝管上端添加蒸馏水使充满挥发油测定器刻度部分，并溢流入烧瓶为止。用电热套缓缓加热至沸，并保持微沸约 5 小时，至测定器中油量不再增加，停止加热，放置片刻，开启测定器下端的活塞，将水缓缓放出，至油上端到达 "0" 刻度线上面 5mm 处为止，放置 1 小时以上，再开启活塞使油层下降至其上端恰与 "0" 刻度线平齐，读取挥发油量，并计算八角茴香中挥发油的含量（%），本品含挥发油不得少于 4.0%（ml/g）。挥发油提取装置见图 4-7。

2. **反式茴香脑的分离** 将所得的八角茴香油置冰箱中冷却 1 小时，即有白色结晶析出，趁冷滤过，用滤纸压干，结晶即为反式茴香脑。

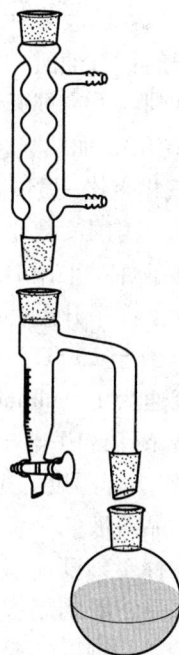

图 4-7 挥发油提取装置

3. 八角茴香油物理常数的测定

（1）相对密度：取洁净、干燥并精密称定重量的比重瓶，装满供试品（温度应低于25℃）后，插入中心有毛细孔的瓶塞，用滤纸将从塞孔中溢出的液体擦干，置25℃的恒温水浴中，放置若干分钟，随着供试液温度的上升，过多的液体不断从塞孔溢出，用滤纸将瓶塞顶端擦干，待液体不再由塞孔溢出，迅即将比重瓶自水浴中取出，再用滤纸擦干瓶壁外的水，精密称定，减去比重瓶的重量，求得供试品的重量后，将比重瓶中的供试品倾去，洗净比重瓶，装满新沸过的冷水，再照上法测定同一温度时水的重量。按下式计算，即得。

供试品的相对密度＝供试品重量/水重量

本品相对密度在25℃时为0.975～0.988。

（2）旋光度：测定温度为20℃，使用波长589.3nm的钠D线，测定管长度为1dm，用读数至0.01°并经过检定的旋光计。将测定管用供试液冲洗数次后，缓缓注入供试液适量（注意勿使发生气泡），置于旋光计内检测读数，即得供试液的旋光度。

本品旋光度为－2°～＋1°。

（3）折光率：测定温度为20℃，使用波长589.3nm的钠D线，折光仪需能读数至0.0001，测量范围1.3～1.7。测量后要求再重复读数2次，取3次读数的平均值，即为供试品的折光率。

本品折光率为1.553～1.560。

4. 薄层色谱检识

样品：提取所得八角茴香油。

对照品：八角茴香油对照品、反式茴香脑。

吸附剂：硅胶G-CMC-Na板，湿法铺板，105℃活化0.5小时。

展开剂：石油醚-乙酸乙酯（99∶1或9∶1）。

显色剂：上行展开后，取出晾干，先置紫外灯（365nm）下观察，然后再喷5%香草醛-浓硫酸，加热显色。

5. 气相色谱-质谱（GC-MS）联用分析

仪器：美国安捷伦公司Agilent6980/5973N气质联用仪。

色谱条件：采用DB-1毛细管色谱柱（柱长为30m，内径为0.25mm，膜厚度为0.25μm）；程序升温：初始温度为50℃，保持3分钟，以5℃/min升至140℃，再以10℃/min升至250℃，进样口温度为250℃，进样量1μl，分流比为50∶1，载气为高纯氦气，流速为1.0ml/min。

质谱条件：EI电子轰击源，电子能量70eV，接口温度为250℃，离子源温度为230℃，四级杆温度为150℃。

对照品溶液的制备：精密称取反式茴香脑11.20mg，置10ml量瓶中，加乙酸乙酯溶解并稀释至刻度，摇匀，即得。

供试品溶液的制备：取八角茴香油0.1g，精密称定，置50ml量瓶中，加乙酸乙酯溶解并稀释至刻度，摇匀，滤过，即得。

测定法：分别精密吸取对照品溶液与供试品溶液各1μl，注入气质联用仪，记录色谱图，运用 NIST 标准谱库对质谱数据进行检索，并结合相关文献对检出成分进行定性分析，依据总离子流图中色谱峰面积，按面积归一化法计算各组分的含量。

6. 反式茴香脑含量测定 照气相色谱法测定。

（1）八角茴香药材：色谱条件与系统适用性试验：以聚乙二醇 20000（PEG-20M）毛细管柱（柱长为 30m，内径为 0.32mm，膜厚度为 0.25μm）；程序升温：初始温度 100℃，以 5℃/min 的速率升温至 200℃，保持 8 分钟；进样口温度 200℃，检测器温度 200℃。理论板数按反式茴香脑峰计算应不低于 30000。

对照品溶液的制备：取反式茴香脑对照品适量，精密称定，加乙醇制成每 1ml 含 0.4mg 的溶液，即得。

供试品溶液的制备：取本品粉末（过三号筛）约 0.5g，精密称定，精密加入乙醇 25ml，称定重量，超声处理（功率 600W，频率 40kHz）30 分钟，放冷，再称定重量，用乙醇补足减失的重量，摇匀，滤过，取续滤液，即得。

测定法：分别精密吸取对照品溶液与供试品溶液各 2μl，注入气相色谱仪，测定，即得。

本品含反式茴香脑（$C_{10}H_{12}O$）不得少于 4.0%。

（2）八角茴香油

色谱条件与系统适用性试验：以聚乙二醇 20000（PEG-20M）为固定相的毛细管柱（内径为 0.53mm，柱长为 30m，膜厚度为 1μm）；柱温为程序升温：初始温度为 70℃，保持 3 分钟，以 5℃/min 的速率升温至 200℃，保持 5 分钟；分流进样，分流比为 10∶1。理论板数按环己酮峰计算应不低于 50000。

校正因子测定：取环己酮适量，精密称定，加乙酸乙酯制成 50mg/ml 环己酮溶液，作为内标溶液。另取反式茴香脑对照品 60mg，精密称定，置 50ml 量瓶中，精密加入内标溶液 1ml，加乙酸乙酯至刻度，摇匀，吸取 1μl，注入气相色谱仪，测定，计算校正因子。

测定法：取本品约 50mg，精密称定，置 50ml 量瓶中，精密加入内标溶液 1ml，加乙酸乙酯至刻度，摇匀，作为供试品溶液。吸取 1μl，注入气相色谱仪，测定，即得。

本品含反式茴香脑（$C_{10}H_{12}O$）不得少于 80.0%。

【注意事项】

1. 采用挥发油含量测定器提取挥发油，可以初步了解该药材中挥发油的含量，但所用的药材量应使蒸出的挥发油量不少于 0.5ml 为宜。

2. 挥发油含量测定装置一般分为两种，一种适用于相对密度小于 1.0 的挥发油测定，另一种适用于测定相对密度大于 1.0 的挥发油。《中国药典》规定，测定相对密度大于 1.0 的挥发油，也在相对密度小于 1.0 的测定器中进行。其做法是在加热前预先加入 1ml 二甲苯于测定器中，然后进行水蒸气蒸馏，使蒸出的相对密度大于 1.0 的挥发油溶于二甲苯中。由于二甲苯的相对密度为 0.8969，一般能使挥发油与二甲苯的混合溶液浮于水面。由测定器刻度部分读取油层的量时，扣除加入二甲苯的体积即为挥发油的量。

3. 通过观察馏出液的混浊程度来判断挥发油是否提取完全。最初的馏出液中含油量较多，明显混浊，随着馏出液中油量的减少，混浊度也随着降低，至馏出液变为澄清甚至无挥发油气味时，停止蒸馏。测定器刻度管中的油量不再增加也可以作为提取是否完全的标准。

4. 提取完毕，须放冷，待油水完全分层后，再将油层放出，尽量不带出水分。

5. 相对密度测定中，操作顺序为先称量空比重瓶，再装供试品称量，最后装水称重。装过供试液的比重瓶必须冲洗干净。供试品及水装瓶时，应小心沿壁倒入比重瓶内，避免产生气泡，如有气泡，应稍放置待气泡消失后再调温称重。将比重瓶从水浴中取出时，应用手指拿住瓶颈，而不能拿瓶肚，以免液体因手温影响体积膨胀外溢。

6. 温度对物质的旋光度和折光率有一定影响，测定时应注意环境温度。

7. 挥发油易挥发逸失，因此进行色谱检识时，操作应迅速及时，不宜久放。

8. 喷洒香草醛-浓硫酸显色剂时，应于通风橱内进行。

【思考与作业】

1. 水蒸气蒸馏法提取八角茴香油的原理是什么？如何操作？
2. 提取相对密度小于 1.0 和大于 1.0 的挥发油方法有何区别？
3. 八角茴香油的检识方法有哪些？

实验八　穿心莲中穿心莲内酯的提取、分离和检识

【概述】

穿心莲是爵床科穿心莲属植物穿心莲 *Andrographis paniculata*（burm. f.）Nessd 的干燥地上部分。又名榄核莲、一见喜，为一年生草本植物。其性苦寒，具有清热、解毒、凉血、消肿的功效，临床用于治疗感冒发热、咽喉肿痛、口舌生疮、顿咳劳嗽、泄泻痢疾、热淋涩痛、痈肿疮疡和毒蛇咬伤等。

穿心莲中含有多种二萜内酯类化合物。目前已从穿心莲中分离出的二萜内酯类化合物主要有穿心莲内酯（andrographolide）、新穿心莲内酯（neoandrographolide）、去氧穿心莲内酯（dexyandrographolide）、脱水穿心莲内酯（dehydroandrographolide）等，其中以穿心莲内酯的含量最高。其主要成分及理化性质如下：

（1）穿心莲内酯：又称穿心莲乙素，分子式 $C_{20}H_{30}O_5$，分子量 350.44。无色方形或长方形结晶，味极苦。熔点 230℃～231℃，易溶于甲醇、乙醇、丙酮等，微溶于三氯甲烷、乙醚，难溶于水、石油醚和苯。具有内酯的通性，遇碱并加热，内酯可开环成穿心莲酸盐，遇酸则闭环恢复成穿心莲内酯，对酸碱不稳定，pH 大于 10 时，不但内酯开环，并可产生双键位移等结构改变。内酯环具有活性亚甲基反应，可与 Legal 试剂、Kedde 试剂等反应显紫红色。

（2）新穿心莲内酯：又称穿心莲丙素，穿心莲新苷。分子式 $C_{26}H_{40}O_8$，分子量 480.58。无色柱状结晶，无苦味。熔点 167℃～168℃，易溶于甲醇、乙醇、丙酮，微

穿心莲内酯　　　　　新穿心莲内酯　　　　　14-去氧穿心莲内酯

脱水穿心莲酯　　　　14-去氧-11-氧化穿心莲内酯

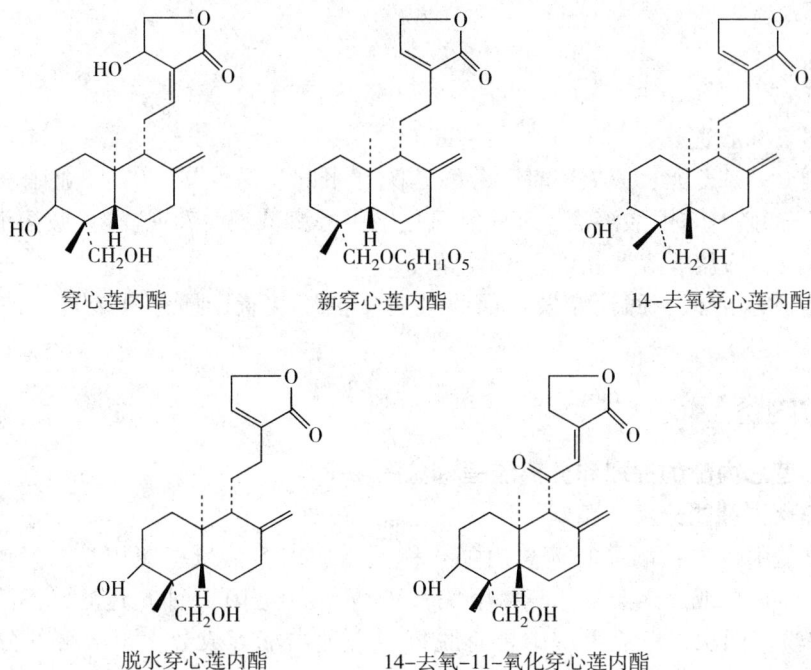

溶于水，难溶于苯、乙醚、三氯甲烷。具有苷类和内酯的通性。

（3）穿心莲甲素：又称 14-去氧穿心莲内酯，分子式 $C_{20}H_{30}O_4$，分子量 334.44。无色片状（丙酮、乙醇或三氯甲烷）或无色针状结晶（乙酸乙酯），味微苦。熔点 174℃～175℃，易溶于甲醇、乙醇、丙酮、三氯甲烷，微溶于苯、乙醚和水。具有内酯的通性。

（4）脱水穿心莲内酯：分子式 $C_{20}H_{28}O_4$，分子量 332.42。无色针状结晶（30% 或 50%乙醇），熔点 204℃。易溶于乙醇、丙酮，可溶于三氯甲烷，微溶于苯，不溶于水，也具有内酯的通性。

此外，从穿心莲中还分离到 14-去氧-11-氧化穿心莲内酯、14-去氧穿心莲内酯苷，新穿心莲内酯苷及其苷元和一些黄酮类化合物。

【目的要求】

1. 掌握从穿心莲中提取、分离穿心莲内酯的操作方法。
2. 熟悉穿心莲内酯类成分的性质和检识方法。
3. 了解去除叶绿素的方法。

【实验原理】

利用穿心莲内酯等几种主要成分都易溶于甲醇、乙醇，微溶于三氯甲烷、苯，难溶于水的性质，用乙醇进行提取，再利用叶绿素不溶于水的性质，采用稀醇除去大部分叶绿素，残留的叶绿素用活性炭除去，再经过反复重结晶，即得穿心莲总内酯。又根据穿心莲内酯与去氧穿心莲内酯在三氯甲烷中溶解度不同而进行分离。也可利用穿心莲内酯、去氧穿心莲内酯及新穿心莲内酯等结构上的差异所表现的极性不同，用氧化铝柱色谱分离。

【实验材料】

1. 药材 穿心莲。

2. 试剂 95%乙醇、三氯甲烷、乙酸乙酯、甲醇、活性炭、0.3%亚硝酰铁氰化钠碱液、3，5-二硝基苯甲酸溶液、50%氢氧化钠甲醇溶液液、7%盐酸羟胺溶液、10%氢氧化钠甲醇液、稀盐酸溶液、1% $FeCl_3$ 乙醇液等。

3. 仪器 水浴锅、回流装置、回收装置、抽滤装置、柱色谱装置、薄层色谱装置等。

【实验内容】

1. 穿心莲总内酯的提取和分离流程 见图4-8。

2. 穿心莲内酯的分离、精制

（1）三氯甲烷法：取穿心莲总内酯，称重，加入5倍量三氯甲烷（V/W）振摇，冷浸放置1小时［或加入3倍量三氯甲烷（V/W）回流10分钟］过滤，不溶部分再用热三氯甲烷洗涤两次，三氯甲烷中含有脱氧穿心莲内酯等成分，不溶解部分为穿心莲内酯。将此不溶物于50℃下干燥后，再加15倍（V/W）95%乙醇，加热回流溶解，稍

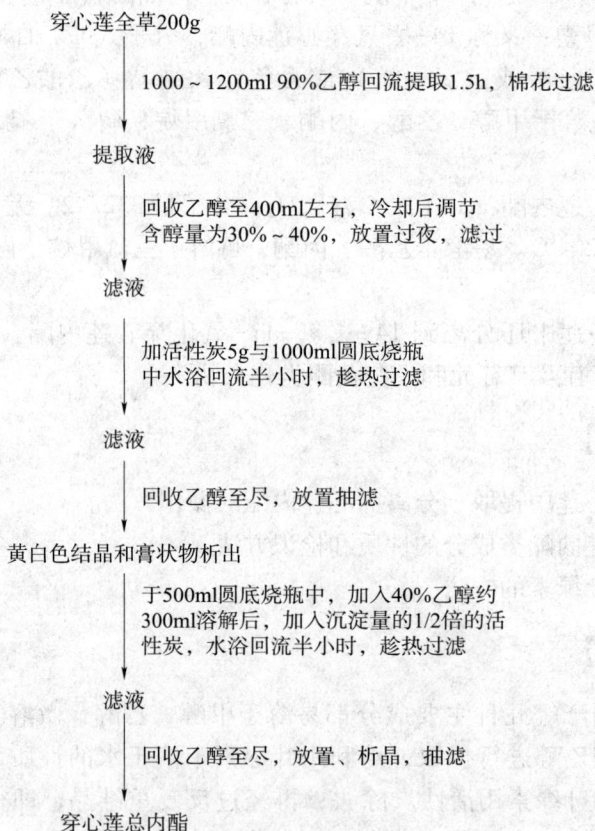

穿心莲全草200g

↓ 1000～1200ml 90%乙醇回流提取1.5h，棉花过滤

提取液

↓ 回收乙醇至400ml左右，冷却后调节
含醇量为30%～40%，放置过夜，滤过

滤液

↓ 加活性炭5g与1000ml圆底烧瓶
中水浴回流半小时，趁热过滤

滤液

↓ 回收乙醇至尽，放置抽滤

黄白色结晶和膏状物析出

↓ 于500ml圆底烧瓶中，加入40%乙醇约
300ml溶解后，加入沉淀量的1/2倍的活
性炭，水浴回流半小时，趁热过滤

滤液

↓ 回收乙醇至尽，放置、析晶，抽滤

穿心莲总内酯

图4-8 穿心莲总内酯的提取和分离流程

冷后加入溶液体积 1% 的活性炭继续回流 30 分钟，趁热过滤，滤液回收乙醇至半，放冷析晶，抽滤得到精致穿心莲内酯，称重，计算得率。

（2）氧化铝柱色谱法：取色谱用中性氧化铝约 6g，加入 8% 水振摇均匀使活度呈 W 级，加入三氯甲烷，搅拌，另取干净色谱柱，打开柱下口活塞，湿法装柱。称取穿心莲总内酯约 20mg 置蒸发皿内，压碎，加入 0.4ml 乙醇溶解，再加入中性氧化铝约 0.3g，拌匀后干燥，压碎，加到柱顶，呈均匀薄层带，再在柱顶加棉花，防止加洗脱剂时冲坏柱面。

按梯度洗脱，先以三氯甲烷洗脱，用试管收集洗脱液，通过硅胶薄层板检查内酯成分出现时（用 Kedde 试剂检出，加热后出现紫色斑点）开始收集第一流分，每份 10ml。继以三氯甲烷-无水乙醇（20：0.1）、三氯甲烷-无水乙醇（9.6：0.4）、无水乙醇、50% 乙醇洗脱，收集流分 20~22 份，分别在水浴上浓缩各流分至小体积，硅胶 GF254 薄层板，相同流分合并，水浴上蒸干，用 95% 乙醇重结晶，可得穿心莲内酯纯品，称重，测熔点。

3. 穿心莲总内酯的检识

（1）理化鉴别

亚硝酰铁氰化钠碱液反应：取穿心莲总内酯结晶数小粒于试管中，加乙醇 5~6 滴，使溶解，加 0.3% 亚硝酰铁氰化钠溶液 2 滴，10% 氢氧化钠溶液 2 滴，观察现象。

3，5-二硝基苯甲酸碱液反应：取穿心莲总内酯结晶数小粒于试管中，加乙醇 5~6 滴，使溶解，加 3，5-二硝基苯甲酸溶液，观察现象。

10% 氢氧化钠-甲醇液反应：取穿心莲总内酯结晶数小粒于试管中，加 10% 氢氧化钠-甲醇液，观察颜色。

异羟肟酸铁反应：取穿心莲总内酯结晶数小粒，加入 7% 盐酸羟胺溶液 2~3 滴及 10% 氢氧化钠甲醇液 2~3 滴，在水浴中微热，冷后加稀盐酸调 pH 至 3~4，再加 1% $FeCl_3$ 乙醇液 1~2 滴，观察颜色变化。

（2）薄层鉴别

① 穿心莲总内酯的薄层鉴别。

对照品溶液：穿心莲内酯、新穿心莲内酯、脱水穿心莲内酯对照品乙醇溶液。

供试品溶液：取穿心莲总内酯结晶 10mg，溶于 10ml 的乙醇中。

薄层板：硅胶 GF254 薄层板或硅胶 G-CMC-Na 板。

展开剂：三氯甲烷-乙酸乙酯-甲醇（4：3：0.4）。

检视：置紫外光灯（254nm）下检视或喷雾 Kedde 试剂，在日光灯下检视。

② 穿心莲内酯类成分的薄层色谱检识。

供试品：自制穿心莲内酯乙醇溶液。

对照品：穿心莲内酯对照品乙醇溶液。

薄层板：硅胶 GF254 薄层板或硅胶 G-CMC-Na 板。

展开剂：① 三氯甲烷-甲醇（9：1），② 三氯甲烷-正丁醇-甲醇（2：1：2）。

显色剂：置紫外光灯（254nm）下检视或喷雾 Kedde 试剂，在日光灯下检视。

4. 纯度检测

（1）结晶：观察穿心莲内酯结晶的形态和色泽。

（2）熔点测定：分别取穿心莲内酯精品少许用熔点测定仪测熔点，并将测定值与标准值进行比较，通过熔点数据以及熔程长短，初步判断产品纯度。

（3）薄层色谱：样品用3种溶剂展开体系进行展开，均应显示单一斑点。

样品：自制穿心莲内酯精品少量，用乙醇溶解。

对照品：穿心莲内酯乙醇溶液。

吸附剂：硅胶 GF254 薄层板或硅胶 G-CMC-Na 板。

展开剂：① 三氯甲烷-正丁醇-甲醇（2：1：2）；② 三氯甲烷-乙酸乙酯-甲醇（4：3：0.4）；③ 三氯甲烷-丙酮（2：1）。

显色剂：置紫外光灯（254nm）下检视或喷雾 Kedde 试剂，在日光灯下检视。

5. 高效液相色谱法测定含量

（1）穿心莲药材中穿心莲内酯的含量测定：色谱条件与系统适用性实验：以十八烷基硅烷键合硅胶为填充剂，以甲醇-水（52：48）为流动相；检测波长为225nm。理论塔板数按穿心莲内酯峰计算应不低于2000。

对照品溶液的制备：精密称取于100℃干燥5小时的穿心莲内酯对照品适量，加甲醇制成1ml含0.1mg的溶液，即得。

供试品溶液的制备：取穿心莲粉末（过四号筛）约0.5g，精密称定，精密加入40%甲醇25ml，称定重量，浸泡1小时，超声处理（功率250 W，频率33kHz）30分钟，放冷，用甲醇补足减失的重量，摇匀，滤过，精密量取续滤液10ml，置中性氧化铝柱（200～300目，5g，内径1.5cm）上，用甲醇15ml洗脱，收集洗脱液，置50ml量瓶中，加甲醇稀释至刻度，摇匀，即得。

测定方法：分别精密吸取对照品溶液与供试品溶液各5μl，注入液相色谱仪，测定，即得。

（2）提取分离所得穿心莲内酯的含量测定：供试品溶液的制备：精密称取在100℃干燥5小时的穿心莲内酯样品适量，加甲醇制成1ml含0.1mg的溶液，即得。测定前用0.45μm 微孔滤膜过滤。

其余步骤与药材中穿心莲内酯的含量测定相同。

【注意事项】

1. 提取所用的穿心莲应是当年产的新药材，且是未受潮变质的茎叶部分，否则内酯含量明显下降至极低，难以提取得到。因穿心莲内酯类化合物为二萜类内酯，性质极不稳定，易氧化、聚合而树脂化。

2. 提取时，用热乙醇加热回流提取穿心莲总内酯，能同时提出大量穿心莲中的叶绿素、树脂以及无机盐等杂质，必须将杂质除掉，否则析晶和精制较为困难，若实验条件允许可用冷浸法和超声波振荡法提取。

3. 穿心莲内酯的析晶，宜在含乙醇量稍高的情况下进行，此时晶形与结晶的纯度都较好。若溶液的含水量较高，或黏稠度太大时，往往不易析出结晶。

【思考与作业】

1. 除去叶绿素具体有几种方法？

2. 简述重结晶的关键步骤？

3. 根据穿心莲内酯类成分的结构，试判断其极性的强弱，在进行吸附薄层色谱时其 R_f 值大小如何？

4. Legal 反应和 Kedde 反应的机理是什么？什么样的结构才有阳性反应？

实验九　甘草中甘草酸和甘草次酸的提取、分离和鉴定

【概述】

甘草为豆科植物甘草 *Glycyrrhiza uralensis* Fisch.、胀果甘草 *Glycyrrhiza in flata* Bat. 或光果甘草 *Glycyrrhiza glabra* L. 的干燥根及根茎。味甘，性平。具有补脾和胃、益气复脉之功效。用于脾胃虚弱，倦怠乏力，心悸气短，咳嗽痰多。现代药理研究表明，甘草中所含甘草酸具有较强的抗溃疡、抗炎和抗变态反应作用，临床上也用于治疗和预防肝炎。此外，尚有研究表明，甘草酸具有抗肿瘤和抑制艾滋病病毒等作用。

甘草的主要成分是甘草皂苷（glycyrrhizin），又称甘草酸（glycyrrhizic acid），由于有甜味，又称甘草甜素，其苷元称为甘草次酸（glycyrrhetinic acid）。除含有甘草酸和甘草次酸外，甘草中还含有乌拉尔甘草皂苷 A、B（uralsaponin A、B）和甘草皂苷 A3、B2、C2、D3、E2、F3、G2、H2、J2、K2 及多种游离三萜类化合物。此外，尚含有多种黄酮类化合物，目前分离出的黄酮类化合物有 70 余种。其主要成分的结构和理化性质如下。

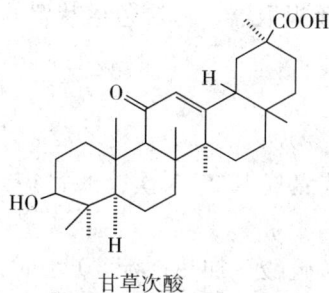
甘草次酸

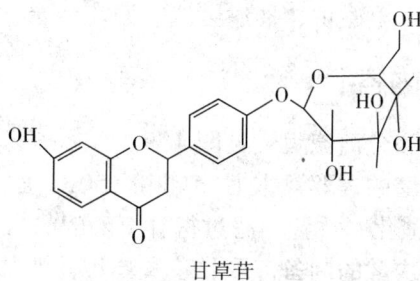
甘草苷

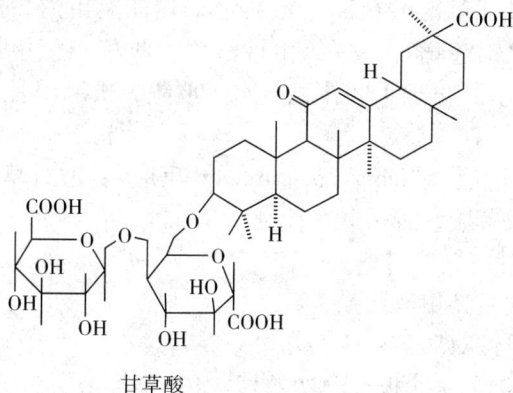
甘草酸

（1）甘草酸：甘草酸是由皂苷元 18 β-甘草次酸及 2 分子葡萄糖醛酸所组成。由冰乙酸中结晶出的甘草皂苷为无色柱状结晶，熔点 170℃，加热至 220℃ 分解，$[\alpha]_D^{20}+46.20°$，易溶于热稀乙醇，几乎不溶于无水乙醇或乙醚。其水溶液有微弱的起泡性及溶血性。

（2）甘草次酸：甘草酸与 5% 稀 H_2SO_4 在加压下，110℃~120℃ 进行水解，生成 2 分子葡萄糖醛酸及 1 分子的甘草次酸。甘草次酸具有 α 型和 β 型两种晶型。α 型为小片状结晶，熔点 283℃，$[\alpha]_D^{20}+140°$（乙醇），β 型为针状结晶，$[\alpha]_D^{20}+86°$（乙醇），均易溶于乙醇和三氯甲烷。

【目的要求】

1. 掌握甘草酸和甘草次酸的提取原理和方法。
2. 掌握甘草酸单铵盐的制备方法。
3. 熟悉以甘草酸为代表的皂苷的性质和一般检识方法。

【实验原理】

甘草酸常以钾盐或钙盐形式存在于甘草中，其盐易溶于水，于水溶液中加浓硫酸即可析出游离的甘草酸。甘草酸经水解，苷元不溶于水而沉淀析出，即可得到甘草次酸。

【实验材料】

1. 药材 甘草。
2. 试剂 浓硫酸、丙酮、三氯甲烷、20% 氢氧化钾-乙醇溶液、95% 乙醇、醋酐、正丁醇、冰醋酸、硅胶、甘草酸铵和甘草次酸对照品等。
3. 仪器 电磁炉、抽滤装置、回流装置、索氏提取器、薄层色谱装置等。

【实验内容】

1. 提取和分离流程 见图 4-9。
2. 甘草酸的提取 取甘草粗粉 150g，加水煎煮提取 2~3 次，滤过得水提液，浓缩，加硫酸酸化，放置，滤过得甘草酸粗品。
3. 甘草次酸的制备 取甘草酸单钾盐，加 5% 硫酸，加热回流 10 小时，滤取不溶物，洗去酸液，干燥得甘草次酸粗品。粗品溶于热三氯甲烷，趁热滤过，滤取三氯甲烷液，放冷，通过氧化铝色谱柱，三氯甲烷洗脱，收集三氯甲烷洗脱液，回收，残渣（甘草次酸）加乙醇热溶，再加 1/2 体积热水，放置，析晶得甘草次酸结晶。

2. 鉴定

（1）醋酐-浓流酸反应（Lieberman-Burchard 反应）：取甘草酸少许，加醋酐适量溶解，再沿管壁加少量浓硫酸，观察颜色变化。
（2）薄层色谱鉴别
样品：自制甘草酸粗品甲醇溶液。
对照品：甘草酸单铵对照品的甲醇溶液。
吸附剂：硅胶 G-CMC-Na 板，湿法铺板，105℃ 活化 0.5 小时。
展开剂：正丁醇-乙酸-水（6:1:3）上层液。

甘草粗粉150g

　　用10倍、8倍量水煮沸30分钟，
　　脱脂棉过滤

合并滤液　　　　　　　　　　　　　药渣

　　浓缩至约100ml，冷却，搅拌下
　　加浓硫酸至不再析出黏性沉淀，
　　倾出上清液或抽滤

滤液　　　　　　　　　棕色沉淀

　　　　　　　　　水洗，低温干燥

甘草酸粗品

　　置索氏提取器中，加10倍量
　　丙酮提取至提取液无色

丙酮液

　　冷却，加20%氢氧化钾乙醇
　　至pH 8～9，放置，抽滤

甘草酸三钾盐

　　加冰醋酸适量，加热溶解，
　　放冷，析出晶体，抽滤

冰醋酸溶液　　　　　　甘草酸单钾盐

　　　　　　　　　　加10倍量5%硫酸溶液，
　　　　　　　　　　回流10小时，冷却，抽滤

甘草次酸粗品　　　　　　　滤液（留作糖的鉴定）

　　加适量三氯甲烷，加热
　　溶解，趁热抽滤

不溶物　　　　　　　三氯甲烷溶液

　　　　　　　　　氧化铝干柱色谱，三氯甲烷
　　　　　　　　　洗脱，回收溶剂，乙醇重结晶

甘草次酸结晶

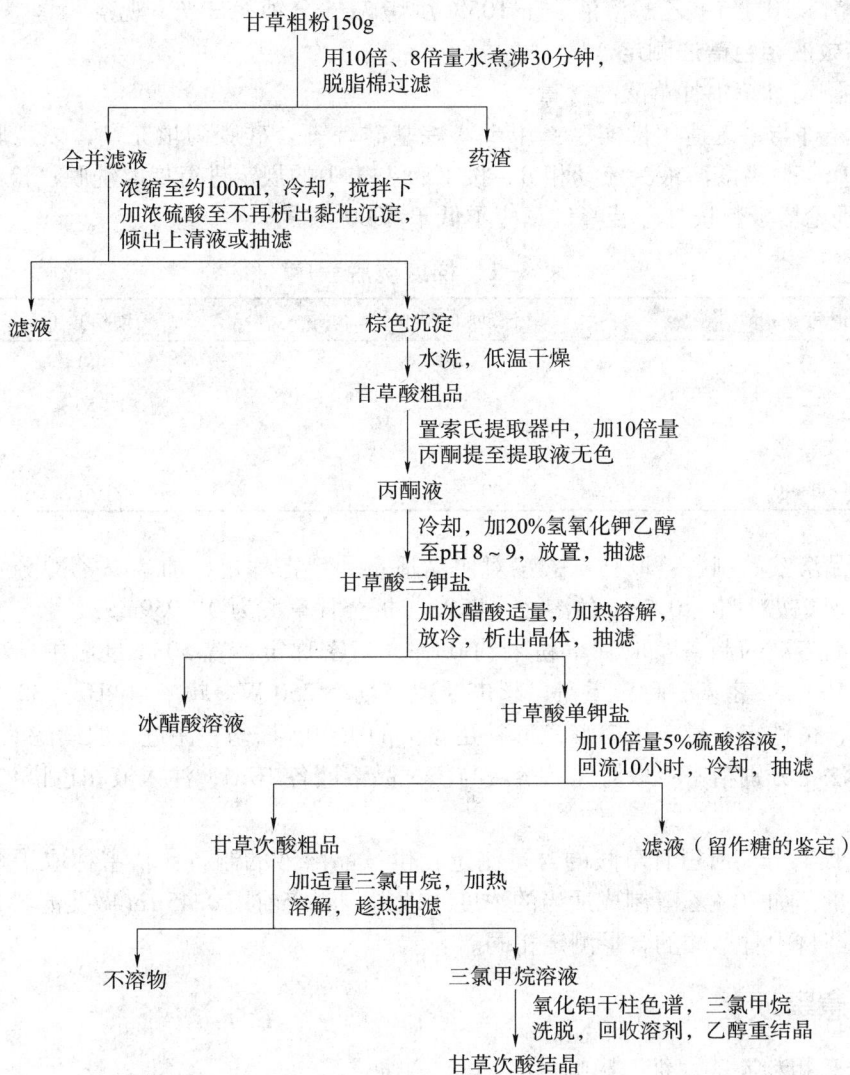

图4-9　甘草酸和甘草次酸的提取和分离流程图

显色剂：10%硫酸乙醇溶液，于105℃烘烤3～5分钟，日光下观察。

3. 纯度检测

（1）结晶：观察甘草次酸结晶的形态和色泽。

（2）熔点测定：分别取甘草次酸精品少许用熔点测定仪测熔点，并将测定值与标准值进行比较，通过熔点数据以及熔程长短，初步判断产品纯度。

（3）薄层色谱：样品用3种溶剂系统进行展开，均应显示单一斑点。

样品：自制甘草次酸精品少量，用甲醇溶解。

对照品：甘草次酸。

吸附剂：硅胶 G-CMC-Na 板，湿法铺板，105℃活化30分钟。

展开剂：① 石油醚-甲苯-乙酸乙酯-冰醋酸（10：20：7：0.5）；② 石油醚-三氯甲烷-冰醋酸（10：10：2）；③ 甲醇-氨水（10：1）试液。

显色剂：10%硫酸乙醇溶液，于105℃烘烤3~5分钟，日光下观察。

4. 高效液相色谱法测定含量

（1）测定甘草中甘草酸的含量

色谱条件与系统适用性实验：用十八烷基硅烷键合硅胶为填充剂，以乙腈为流动相A，以0.05%磷酸溶液为流动相B，按下表4-1中的规定进行梯度洗脱；检测波长为237nm。理论塔板数按甘草苷峰计算应不低于5000。

表4-1 梯度洗脱程序

时间（min）	流动相A（%）	流动相B（%）
0~8	19	81
8~35	19→50	81→50
35~36	50→100	50→0
36~40	100→19	0→81

对照品溶液的制备：取甘草酸铵对照品适量，精密称定，加70%乙醇分别制成每1ml含甘草酸铵对照品0.2mg的溶液，即得（折合甘草酸为0.1959mg）。

供试品溶液的制备：取甘草粉末约0.2g，精密称定，置50ml量瓶中，精密加入70%乙醇100ml，密塞，称定重量，超声处理（功率250 W，频率40kHz）30分钟，取出，放冷，再称定重量，用70%乙醇补足减失的重量，摇匀，滤过，取续滤液，即得。

测定法：分别精密吸取对照品溶液与供试品溶液各10μl，注入液相色谱仪，测定，即得。

（2）提取分离所得甘草酸的含量测定：供试品溶液的制备：精密称取干燥的甘草酸样品适量，加70%乙醇制成适当的浓度，即得。测定前用0.45μm微孔滤膜过滤。其余步骤与药材中甘草酸的含量测定相同。

【注意事项】

1. 甘草粗粉不能太细，影响过滤。

2. 甘草浓缩液在滴加浓硫酸时需特别小心，以免硫酸溅出。浓硫酸不能滴加过多，否则沉淀会碳化。

【思考与作业】

1. 提取甘草酸还可以用哪些方法？

2. 如何鉴别中药中的苷皂？如何区别三萜皂苷与甾体皂苷？

实验十 女贞子中齐墩果酸的提取、分离和鉴定

【概述】

女贞子为木犀科植物女贞 *Ligustrum lucidum* Ait. 的干燥成熟果实。女贞子在中国分

布较广，野生家种兼有。味苦，性甘、凉。具有滋补肝肾、明目乌发之功效。用于肝肾阴虚、眩晕耳鸣、腰膝酸软、须发早白、目暗不明、内热消渴、骨蒸潮热。

现代研究表明，女贞子中所含齐墩果酸（oleanolic acid）具有降血脂作用、抗动脉硬化作用、降血糖、抗肝损伤、抗炎和抑制变态反应作用。临床上可用于治疗冠心病、高脂血症、高血压、慢性肝炎等。

齐墩果酸以游离态和结合成苷的形式共存于女贞子中。不同时期女贞子中的齐墩果酸含量有较大差异，以幼果期（8月）含量最高，可达8.04%，随着发育成熟下降到2.5%左右。此外还含有乙酰齐墩果酸（acetyloleanolic acid），熊果酸（ursolic acid），乙酸熊果酸（acetylursolic acid），β-谷甾醇（β-sitosterol），槲皮素（quercetin），女贞苷（ligustroside）等多种成分。其主要成分的结构和理化性质如下。

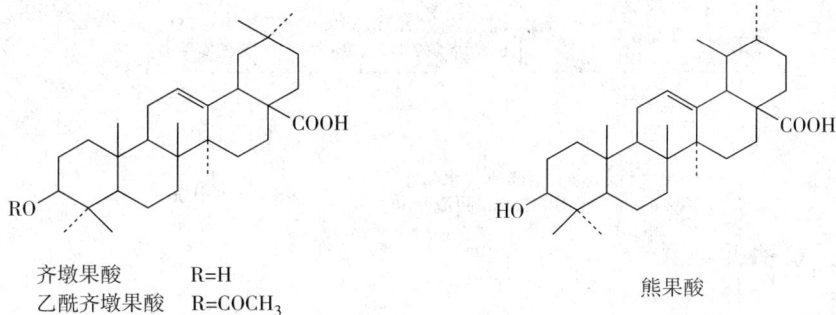

齐墩果酸　　　　R=H
乙酰齐墩果酸　　R=COCH₃

熊果酸

（1）齐墩果酸：白色针状结晶（95%乙醇），熔点305℃～306℃。可溶于热甲醇、乙醇、乙醚、三氯甲烷、丙酮等，不溶于水。

（2）乙酰齐墩果酸：白色簇晶，熔点258℃～260℃。溶于三氯甲烷、乙醚、无水乙醇，不溶于水。

（3）熊果酸：白色针状结晶（95%乙醇），熔点286℃～287℃。易溶于二氧六环、吡啶。可溶于热乙醇，微溶于苯、三氯甲烷、乙醚，不溶于水。

【目的要求】

1. 掌握三萜皂苷元的提取、分离和鉴定技术。
2. 掌握两相溶剂水解方法。
3. 熟悉三萜皂苷的性质。

【实验原理】

根据女贞子中齐墩果酸以游离型和结合成苷的形式共存于果实中，采用酸水解，三氯甲烷萃取同步法提取齐墩果酸。

【实验材料】

1. 药材　女贞子。

2. 试剂　丙酮、环己烷、乙酸乙酯、三氯甲烷、石油醚、95%乙醇、甲醇、醋酐、盐酸、浓硫酸、无水硫酸钠、氢氧化钠、齐墩果酸对照品。

3. 仪器　水浴锅、回流装置、抽滤装置、薄层色谱装置等。

【实验内容】

1. 提取和分离流程　见图 4-10。

2. 齐敦果酸的提取　取女贞子果皮粗粉 50g，置于圆底烧瓶内，加 15% 盐酸 350ml，三氯甲烷 250ml，水浴回流 2 小时，过滤，取三氯甲烷层，药渣用水洗至中性，干燥至含水量小于 10%，再用三氯甲烷 250ml 回流 1 小时，合并三氯甲烷提取液，浓缩，冷却至半固体，石油醚洗涤，用 95% 乙醇（1∶100）回流 10 分钟，抽滤，滤液浓缩析晶，得齐敦果酸粗品。

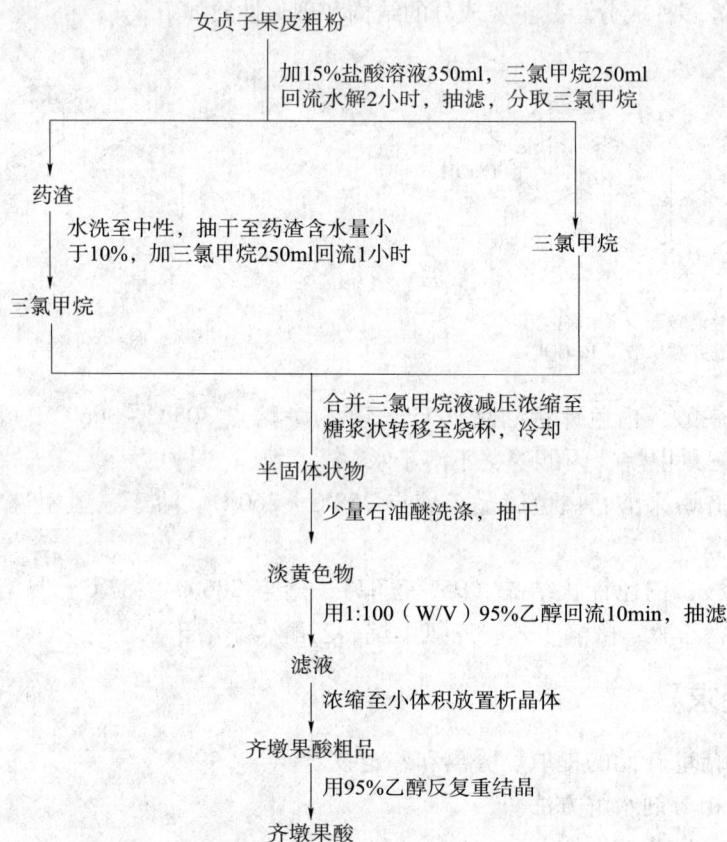

女贞子果皮粗粉
　　　　↓ 加15%盐酸溶液350ml，三氯甲烷250ml
　　　　　回流水解2小时，抽滤，分取三氯甲烷

药渣
　　↓ 水洗至中性，抽干至药渣含水量小
　　　于10%，加三氯甲烷250ml回流1小时　　　　　三氯甲烷

三氯甲烷
　　　　↓ 合并三氯甲烷液减压浓缩至
　　　　　糖浆状转移至烧杯，冷却

半固体状物
　　↓ 少量石油醚洗涤，抽干

淡黄色物
　　↓ 用1:100（W/V）95%乙醇回流10min，抽滤

滤液
　　↓ 浓缩至小体积放置析晶体

齐墩果酸粗品
　　↓ 用95%乙醇反复重结晶

齐墩果酸

图 4-10　齐墩果酸的提取和分离流程图

2. 鉴定

（1）显色反应：取齐墩果酸少许置试管中，加醋酐 1ml，使溶解后，沿试管壁加浓硫酸数滴，观察颜色变化。

（2）薄层色谱鉴别

样品：自制齐墩果酸乙醇溶液。

对照品：齐墩果酸对照品乙醇溶液。

吸附剂：硅胶 G-CMC-Na 板，湿法铺板，105℃ 活化 30 分钟。

展开剂：环己烷-乙酸乙酯（8∶2）。

显色剂：喷 10%硫酸乙醇溶液，105℃烘至显色，日光下观察。

3. 纯度检测

（1）结晶：观察齐墩果酸结晶的形态和色泽。

（2）熔点测定：分别取齐墩果酸精品少许用熔点测定仪测熔点，并将测定值与标准值进行比较，通过熔点数据以及熔程长短，初步判断产品纯度。

（3）薄层色谱：样品用 3 种溶剂展开体系进行展开，均应显示单一斑点。

样品：自制齐墩果酸精品少量，用乙醇溶解。

对照品：齐墩果酸对照品乙醇溶液。

吸附剂：硅胶 G-CMC-Na 板，湿法铺板，105℃活化 30 分钟。

展开剂：① 环己烷-乙酸乙酯（8∶2）；② 三氯甲烷-丙酮（95∶5）；③ 甲苯-乙酸乙酯-冰醋酸（12∶4∶0.5）。

显色剂：喷 10%硫酸乙醇溶液，105℃烘至显色，日光下观察。

4. 高效液相色谱法测定含量

（1）女贞子中齐墩果酸

色谱条件与系统适用性实验：以十八烷基硅烷键合硅胶为填充剂，以乙腈-0.4%磷酸溶液（80∶20）为流动相；检测波长 210nm；流速：1ml/min；柱温：25℃。

对照品溶液的配制：精密称取齐墩果酸对照品 20.00mg，置 25ml 量瓶中，加甲醇使溶解并稀释至刻度，摇匀（每 1ml 中含齐墩果酸 8mg），取 3ml 置 10ml 量瓶中，加甲醇稀释至刻度，摇匀（每 1ml 中含齐墩果酸 2.4mg），即得。

供试品溶液的制备：取本品粉末 1g，精密称定，精密加入甲醇 25ml，称定，加热回流提取 1 小时，放冷，再称定，用甲醇补足减失的重量，摇匀，滤过，取续滤液，即得。

测定法：分别吸取对照品溶液 10μl、供试品溶液 5~20μl，注入液相色谱仪，测定，即得。齐墩果酸保留时间约为 10 分钟。

（2）提取分离所得齐墩果酸的含量测定：供试品溶液的制备：精密称取干燥的齐墩果酸样品适量，加流动相制成适当浓度的溶液，即得。测定前用 0.45μm 微孔滤膜过滤。其余步骤与药材中齐墩果酸的含量测定相同。

【注意事项】

1. 女贞子中齐墩果酸的含量因采收季节、产地不同有较大差异，可根据原料含量确定药材量。

2. 用适量石油醚洗涤应控制用量，以防主成分的损失。

【思考与作业】

1. 采用果皮作原料的特点是什么？

2. 两相溶剂水解法的原理是什么？

3. 齐墩果酸和熊果酸在结构上有何差异？薄层色谱中如何区分？试述分离它们的方法。

实验十一　穿山龙中薯蓣皂苷元的提取、分离和鉴定

【概述】

　　穿山龙是薯蓣科植物穿山龙薯蓣 *Dioscorea nipponica* Makion. 的干燥根茎。又名穿地龙、穿龙骨、串山龙，为多年生草本质缠绕藤木。主要分布于我国东北、西北、华北、华中和西南等省区。其味苦、性微寒，具有活血化瘀、祛风除湿、清肺化痰的功效。主治风寒湿痹，慢性气管炎、消化不良、劳损扭伤、疟疾、痈肿等症，常被作为提取薯蓣皂苷元的原料，穿山龙中含有多种甾体皂苷，总皂苷经水解可得到薯蓣皂苷元，薯蓣皂苷元的含量可达 1.5% ~ 2.6%。穿山龙中主要化学成分的结构及物理性质：

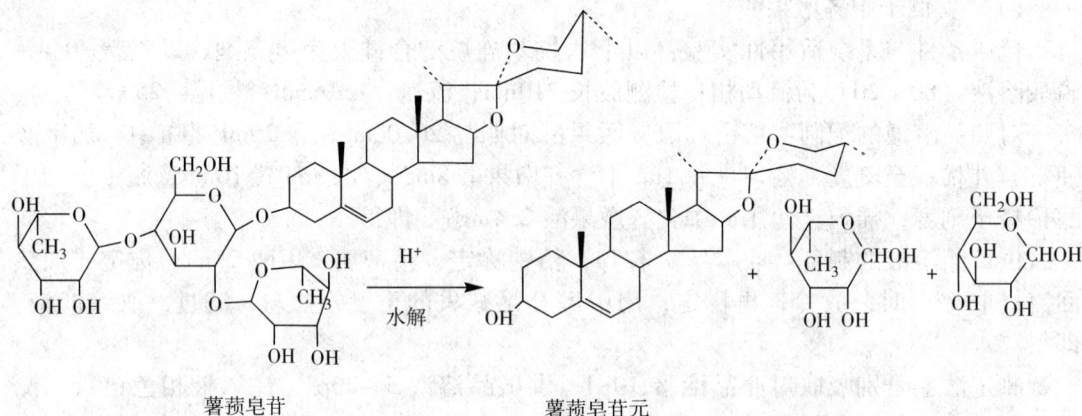

薯蓣皂苷　　　　　　　薯蓣皂苷元

　　（1）薯蓣皂苷（dioscin）：为无定形粉末或针状结晶，熔点 275℃ ~ 277℃，可溶于甲醇、乙醇和甲酸，不溶于水，难溶于丙酮和大部分的亲脂性溶剂。

　　（2）薯蓣皂苷元（diosgenin）：白色结晶性粉末，熔点 204℃ ~ 207℃，可溶于常用有机溶剂及乙酸中，不溶于水。是制造多种甾体药物如口服避孕药（炔诺酮）和甾体激素（如可的松）等的重要原料。

【目的要求】

1. 掌握皂苷的酸水解，有机溶剂提取和精制皂苷元的方法。
2. 熟悉皂苷及皂苷元的性质和检识方法。

【实验原理】

　　薯蓣皂苷元在植物体内与糖结合成苷，提取分离时，先用稀酸将薯蓣皂苷水解成薯蓣皂苷元与单糖（葡萄糖、鼠李糖）。因薯蓣皂苷元不溶于水，易溶于有机溶剂的性质，故可用有机溶剂（如石油醚）提取出薯蓣皂苷元。

【实验材料】

1. 药材 穿山龙药材。

2. 试剂 浓硫酸、10%（V/V）硫酸水溶液、醋酐、碳酸钠粉末、石油醚、无水乙醇、活性炭、苯、乙酸乙酯、25%磷钼酸乙醇液、25%三氯乙酸乙醇溶液、薯蓣皂苷元对照品等。

3. 仪器 水浴锅、回流装置、索氏提取装置、常压蒸馏装置、常压过滤装置、薄层色谱装置、紫外分光光度计等。

【实验内容】

1. 薯蓣皂苷元的提取、分离流程 见图4-11。

取穿山龙50g，置500ml圆底烧瓶中，加10%（V/V）硫酸水溶液300ml，室温浸泡过夜，加热回流3~6小时，倾去酸水层，酸性药渣加水洗涤3次，然后将药渣倒入乳钵中，加碳酸钠粉末稍加研磨，调pH至中性，以水洗涤药渣至中性，将药渣抽干，80℃下干燥12小时。

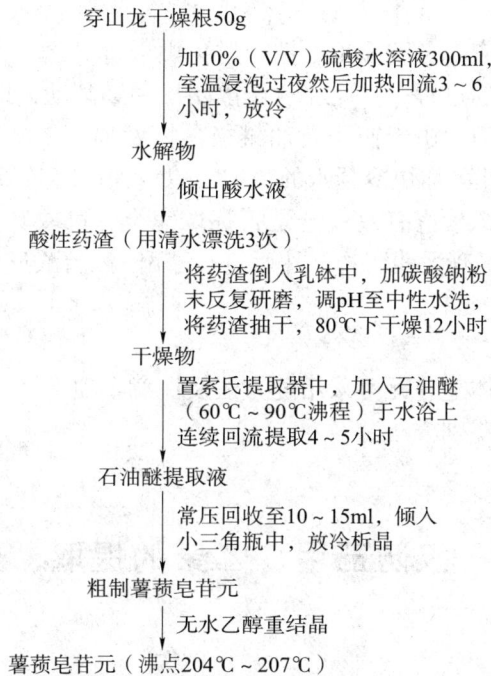

穿山龙干燥根50g

加10%（V/V）硫酸水溶液300ml，
室温浸泡过夜然后加热回流3~6
小时，放冷

水解物

倾出酸水液

酸性药渣（用清水漂洗3次）

将药渣倒入乳钵中，加碳酸钠粉
末反复研磨，调pH至中性水洗，
将药渣抽干，80℃下干燥12小时

干燥物

置索氏提取器中，加入石油醚
（60℃~90℃沸程）于水浴上
连续回流提取4~5小时

石油醚提取液

常压回收至10~15ml，倾入
小三角瓶中，放冷析晶

粗制薯蓣皂苷元

无水乙醇重结晶

薯蓣皂苷元（沸点204℃~207℃）

图4-11 薯蓣皂苷元的提取和分离流程

2. 薯蓣皂苷元的分离 将干燥的药渣置500ml索氏提取器中，加入石油醚（60℃~90℃）250ml，于水浴上连续回流提取4~5小时，石油醚提取液常压回收至10~15ml，倾入小三角瓶中，放冷析晶，滤取结晶，用无水乙醇重结晶，即得薯蓣皂苷元（乙醇重结晶时，可配合1%~2%活性炭脱色）。

3. 薯蓣皂苷元的鉴定

（1）理化鉴别

醋酐-浓硫酸反应（Liebermann-Burchard 反应）：取样品少许，置白瓷皿中，加冰醋酸 0.5ml 使溶解，续加醋酐 0.5ml 搅匀，再于溶液的边沿滴加 1 滴浓硫酸，液体则呈现紫红色，最后变成污绿色。

三氯乙酸反应（Rosen-heimer 反应）：将样品的乙醇溶液滴在滤纸上，喷 25% 三氯乙酸-乙醇溶液，加热至 60℃，呈现红色至紫色。

（2）薄层层析

吸附剂：以羧甲基纤维素钠为黏合剂的硅胶 G 薄层板。

样品：5% 自制薯蓣皂苷元的乙醇液。

对照品：5% 薯蓣皂苷元对照品的乙醇液。

展开剂：苯-乙酸乙酯（8 : 2）。

显色剂：25% 磷钼酸乙醇液（喷洒后 110℃ 加热 5 分钟）。

（3）紫外吸收光谱的测定：取样品 5mg，加入浓硫酸 10ml，在 40℃ 水浴上加热 1 小时，放冷，测定。薯蓣皂苷元应有以下最大吸收峰：（λmax：271nm，415nm，514nm）。

【注意事项】

1. 原料经酸水解后应充分洗涤呈中性，避免烘干时炭化。
2. 在干燥水解原料的过程中，应注意压散团块和勤翻动，以缩短干燥时间。
3. 在回流提取过程中，由于使用石油醚极易挥发损失，故水浴温度不宜过高，能使石油醚微沸即可。此外可加快冷凝水的流速，以增加冷凝效果。
4. 在提取过程中，欲检查有效成分是否提取完全，可取其中提取液数滴，滴于白瓷皿中，挥散溶剂，观察有无残留物，然后进行醋酐-浓硫酸反应。

【思考与作业】

1. 从植物中提取甾体皂苷元可采用的方法及注意事项？
2. 简述甾体皂苷的鉴别方法。

实验十二 汉防己甲、乙素的提取、分离和鉴定

【概述】

汉防己是防己科千金藤属植物粉防己 *Stephania tetrandra* S. moore 的干燥块根。具有利水消肿、祛风止痛的功效，用于治疗神经痛、关节炎等。粉防己根中总生物碱含量为 1% ~ 2%，其中汉防己甲素含量约 1%，汉防己乙素含量约 0.5%；轮环藤酚碱含量约 0.2%，其他生物碱含量甚微。其主要成分的结构和理化性质如下。

（1）汉防己甲素（tetrandrine，汉防己碱，粉防己碱）：无色针晶，熔点 217℃ ~ 218℃，不溶于水和石油醚，易溶于乙醇、丙酮、乙酸乙酯、乙醚和三氯甲烷等有机溶

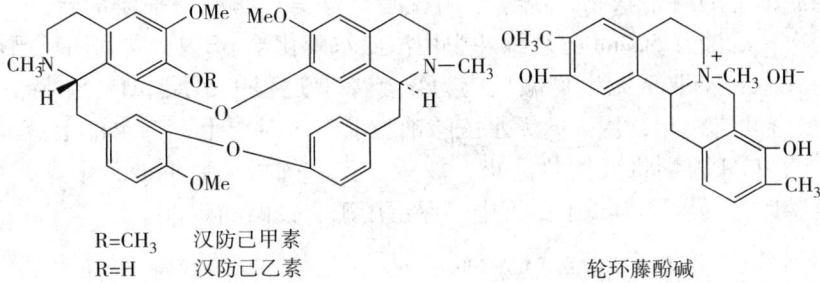

R=CH₃　　汉防己甲素
R=H　　　汉防己乙素

轮环藤酚碱

剂及稀酸水中，可溶于苯。

（2）汉防己乙素（demethyltetrandrine，又称防己诺林碱，去甲粉防己碱）：无色针晶，熔点 241℃～242℃，溶解度与汉防己甲素相似，因有一个酚羟基，故极性较汉防己甲素稍大，在冷苯中的溶解度小于汉防己甲素而在乙醇中又大于汉防己甲素。借此可以相互分离，用不同溶剂重结昌时，其晶形和溶点不同。

（3）轮环藤酚碱（cylanoline）：为水溶性季铵生物碱，不溶于极性溶剂，无色正八面体状结晶，熔点 211～212℃（分解），易溶解于水、甲醇、乙醇，难溶于苯、乙醚等溶剂。碘化物为无色绢丝状结晶，苦味酸盐为黄色结晶。

【目的要求】

1. 掌握生物碱的提取方法以及脂溶性生物碱和水溶性生物碱的分离方法。
2. 掌握生物碱的理化性质和鉴别方法。

【实验原理】

汉防己甲、乙素和轮环藤酚碱均溶于乙醇，可用 95% 工业乙醇提取总碱。利用亲脂性生物碱与季铵碱碱性的差别，通过控制 pH 9，使亲脂性碱游离，然后用环己烷-乙酸乙酯（1∶3）萃取出汉防己甲、乙素，从而与季铵碱分离。

【实验材料】

1. 药材　汉防己粗粉。

2. 试剂　95% 乙醇、盐酸、浓氨水、环己烷、乙酸乙酯、无水硫酸钠、丙酮、苯、三氯甲烷、甲醇、碘化铋钾、碘化汞钾、碘、碘化钾、雷氏铵盐、饱和苦味酸等。

3. 仪器　水浴锅、回流装置、抽滤装置、蒸馏装置、分液漏斗、薄层色谱装置等。

【实验内容】

1. 汉防己甲素和汉防己乙素提取、分离实流程　见图 4-12。

2. 乙醇总提取物的制备　称取粉防己粗粉 200g，置 1000ml 圆底烧瓶中，加入 95% 乙醇 350ml，水浴加热回流 1 小时，倾出提取液，药渣用 95% 乙醇 200ml 回流提取 0.5 小时，将药渣抽滤。合并提取液于旋转蒸发仪上回收乙醇（如无真空可常压回收乙醇）至约 25ml，趁热倾入 260ml 的 1% 盐酸中，放置过夜。

3. 亲脂性生物碱与亲水性生物碱的分离　将上述酸水抽滤，然后用 1% 盐酸 50ml

分三次洗涤滤纸上的树脂状物，洗涤液用脱脂棉过滤。滤液与抽滤液合并，如果不透明再抽滤一次。滤液置500ml分液漏斗中用浓氨水碱化至pH 9，立刻用环己烷-乙酸乙酯（1：3）萃取，萃取至无生物碱反应为止（萃取过程中水层pH会下降，应用氨水重新调高）。合并有机相，用30g无水硫酸钠脱水1小时以上，沸水浴上蒸馏出溶剂至近干，加入约10ml丙酮将残留物溶出，放置过夜。待析晶后抽滤，干燥，结晶称重。取被有机层萃取过的水层5ml于试管中，保留用于季铵碱的定性鉴别。

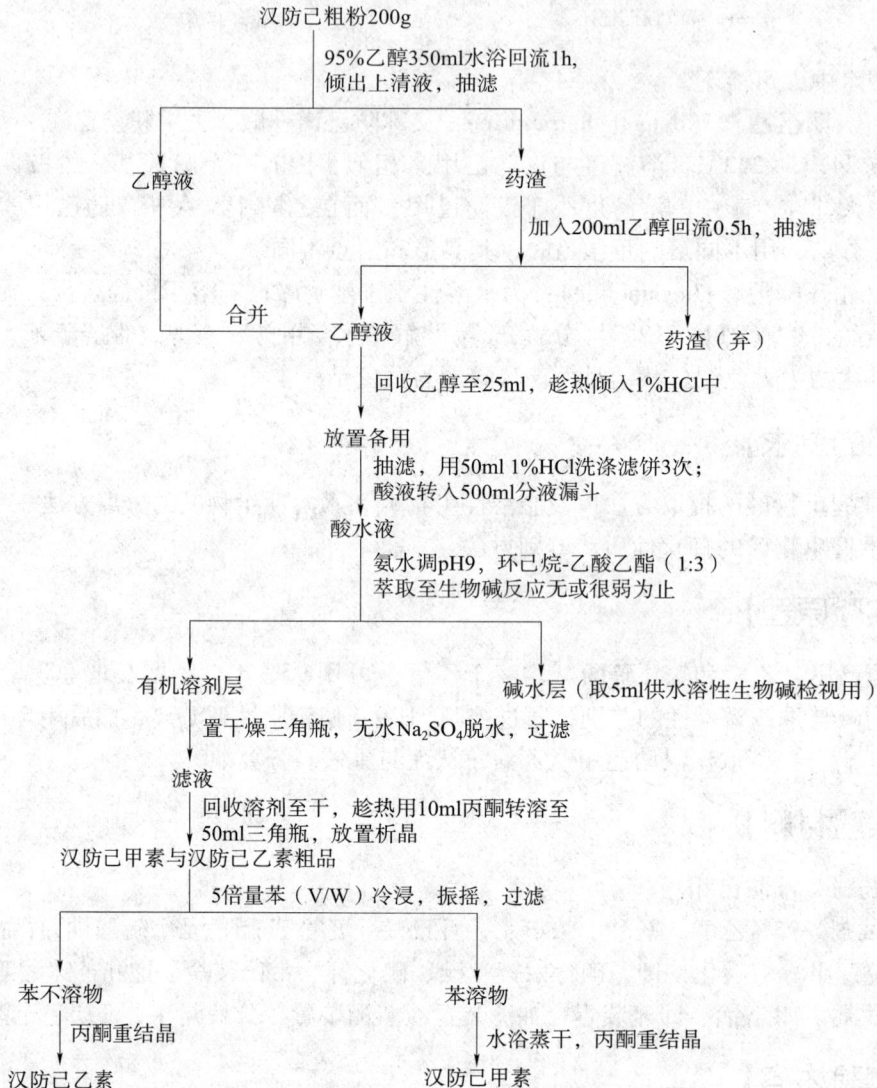

汉防己粗粉200g
│ 95%乙醇350ml水浴回流1h，
│ 倾出上清液，抽滤
├── 乙醇液　　　　　　药渣
│　　　　　　　　　　　│ 加入200ml乙醇回流0.5h，抽滤
│　　　　　　　　　　├── 乙醇液　　　　药渣（弃）
合并 ──────────────┘
乙醇液
│ 回收乙醇至25ml，趁热倾入1%HCl中
放置备用
│ 抽滤，用50ml 1%HCl洗涤滤饼3次；
│ 酸液转入500ml分液漏斗
酸水液
│ 氨水调pH9，环己烷-乙酸乙酯（1：3）
│ 萃取至生物碱反应无或很弱为止
├── 有机溶剂层　　　　碱水层（取5ml供水溶性生物碱检视用）
│ 置干燥三角瓶，无水Na₂SO₄脱水，过滤
滤液
│ 回收溶剂至干，趁热用10ml丙酮转溶至
│ 50ml三角瓶，放置析晶
汉防己甲素与汉防己乙素粗品
│ 5倍量苯（V/W）冷浸，振摇，过滤
├── 苯不溶物　　　　　　苯溶物
│　 丙酮重结晶　　　　　 水浴蒸干，丙酮重结晶
汉防己乙素　　　　　　汉防己甲素

图4-12　汉防己甲素与汉防己乙素提取、分离流程

4. 汉防己甲素与乙素的分离与纯化　将得到的生物碱结晶置于25ml三角瓶中，加5倍量（V/W）的苯冷浸，边加边振摇，半小时后过滤分开苯溶物与不溶物。用蒸发皿在水浴上将苯蒸干（苯有毒，在通风橱进行），残留物用丙酮重结晶可得棒状结晶为甲素。苯不溶物用丙酮重结晶可得淡黄色颗粒状结晶为乙素，分别干燥称重。

5. 汉防己甲素和汉防己乙素的定性鉴别方法

（1）薄层层析

薄层板：硅胶 G 板。

溶剂系统：三氯甲烷–甲醇（5∶1）或三氯甲烷–二甲苯–甲醇（6∶1∶1）。

对照品：防己甲素、乙素对照品溶液。

样品：自制汉防己甲素、乙素（均配成 1% 乙醇液）。

显色剂：改良碘化铋钾喷雾（通过斑点颜色和 R_f 值对照鉴定）。

（2）沉淀反应：取自制防己甲素约 10mg 加 1% 盐酸溶液 5ml 溶解作以下三个反应。

取 1ml 试液加碘化汞钾 2 滴，观察实验现象。过滤，此沉淀可溶解于 1% 盐酸。

取 1ml 试液加碘化铋钾 2 滴，出现棕红色沉淀为阳性。

取 1ml 试液加碘–碘化钾 2 滴，出现黄褐色沉淀为阳性。

取自制防己甲素约 2mg，溶于 1ml 乙醇或丙酮中，加 1 滴饱和苦味酸水溶液，观察实验现象。

取保存下来的碱水液，取 1ml 用 10% 盐酸酸化 pH 2~3 作以下反应。取 1ml 试液加 2% 雷氏铵盐试剂，观察实验现象。

【注意事项】

1. 乙醇提取物溶解于酸水后抽滤，一定要抽滤好，否则碱化后会出现浑浊和乳化，从而影响萃取。

2. 防己甲素与乙素的分离与纯化中用到苯，实验在通风橱中操作。

3. 在使用生物碱沉淀试剂鉴别生物碱时只有当三种以上的生物碱沉淀试剂均呈阳性反应时才能确定该生物碱存在。

【思考与作业】

1. 汉防己甲素、乙素的分离原理。

2. 鉴定生物碱的常用试剂有哪些？

实验十三　黄柏中生物碱的提取、分离和鉴定

【概述】

黄柏为芸香科植物黄皮树 *Phellodendron chinense* Schneid. 及黄檗 *Phellodendron amurense* Rupr. 的干燥树皮，前者习称"川黄柏"，后者习称"关黄柏"。味苦，性寒。具有清热燥湿、泻火出蒸、解毒疗疮之功效，用于湿热泻痢、黄疸、带下、热淋、脚气、骨蒸劳热、盗汗、遗精、疮疡肿毒、湿疹瘙痒等症；盐黄柏滋阴降火，用于阴虚火旺、盗汗骨蒸。

黄柏主要成分为小檗碱（berberine）含量 1.4%~4%，另含有黄柏碱（phellodendrine）、药根碱（jatrorrhizine）、巴马丁（palmatine）、木兰花碱（magnoflorine）、蝙蝠葛碱（menispermine）、黄柏内酯（obaculactone）、黄柏酮（obacunone）等。其主要成分的结

构和理化性质如下。

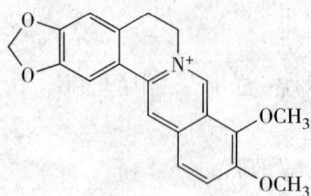

小檗碱

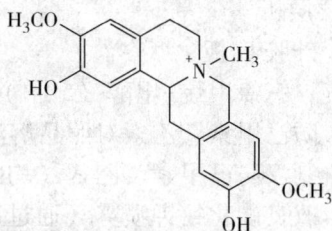

黄柏碱

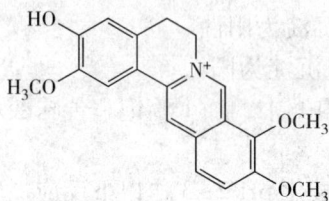

药根碱

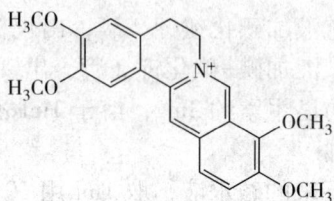

巴马丁

（1）小檗碱：黄色针晶，有 5.5 个结晶水，熔点 145℃；能溶于冷水中（1∶20），微溶于冷乙醇（1∶100），易溶于热水和热乙醇，微溶或不溶于苯、三氯甲烷和丙酮，其硝酸盐和枸橼酸盐在水中溶解度较大；盐酸小檗碱为黄色结晶，含 2 分子结晶水，220℃时分解并转变为棕红色小檗红碱，285℃时完全熔融。小檗碱及其盐酸盐有较好的抗菌作用，临床上用以治疗菌痢和一般炎症。

（2）药根碱：盐酸盐为黄色结晶，熔点 206℃，在冷水中溶解度比盐酸小檗碱大，易溶于热水和乙醇。

（3）巴马丁：盐酸盐为黄色针晶，熔点 241℃，在冷水中溶解度比盐酸小檗碱大，易溶于热水和乙醇。

【目的要求】

1. 掌握从黄柏中提取小檗碱的原理和方法。
2. 掌握柱层析的基本操作以及在中药有效成分提取分离中的应用。
3. 掌握小檗碱的理化性质和鉴别方法。

【实验原理】

小檗碱为季铵碱，其游离型在水中溶解度较大，而盐酸盐在水中溶解度较小。利用小檗碱的溶解性及黄柏中含黏液质的特点，首先用石灰乳沉淀黏液质，用碱水提出小檗碱，再加盐酸使其转化为盐酸小檗碱沉淀析出。

【实验材料】

1. 药材 黄柏。

2. 试剂 浓盐酸、石灰乳、食盐、改良碘化铋钾、硅钨酸、苦味酸、碘、碘化钾、碘化汞钾、碘化铋钾、中性氧化铝、95% 乙醇等。

3. 仪器 电炉、抽滤装置、渗滤装置、柱色谱装置、薄层色谱装置等。

【实验内容】

1. 提取和分离流程 见图4-13。

取黄柏皮粗粉300g，置烧杯中，加入石灰乳240ml，搅拌均匀，溶胀30分钟后，再加入8倍量水浸渍60分钟，进行渗滤。收集渗滤液，加入渗滤液总体积5%（V/V）的食盐，搅拌后静置，抽滤。沉淀溶于20倍量沸水中，趁热抽滤。滤液加浓盐酸调pH2~3，放置，抽滤。沉淀用蒸馏水洗至中性，抽干后于80℃以下烘干，即得盐酸小檗碱精制品。

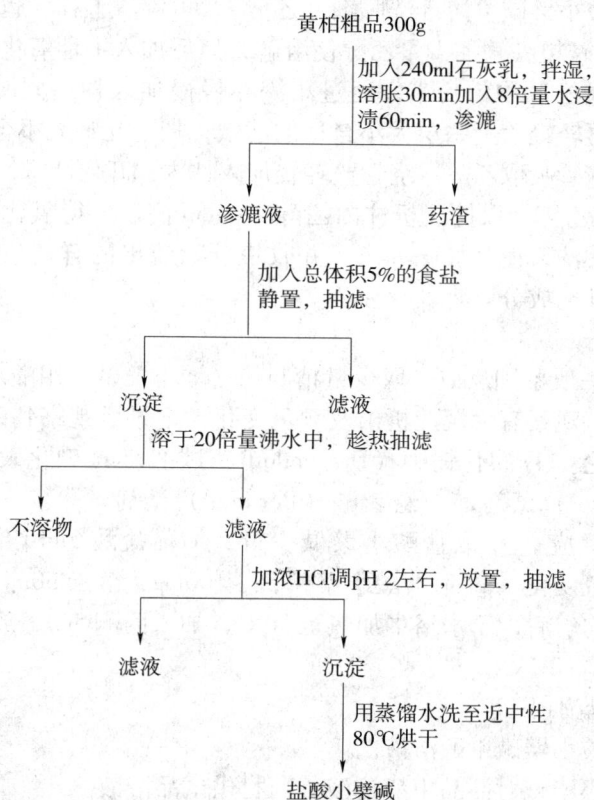

```
                      黄柏粗品300g
                          │
                          │  加入240ml石灰乳，拌湿，
                          │  溶胀30min加入8倍量水浸
                          │  渍60min，渗滤
                  ┌───────┴───────┐
                渗滤液            药渣
                  │
                  │  加入总体积5%的食盐
                  │  静置，抽滤
          ┌───────┴───────┐
        沉淀             滤液
          │
          │  溶于20倍量沸水中，趁热抽滤
    ┌─────┴─────┐
  不溶物        滤液
                │
                │  加浓HCl调pH 2左右，放置，抽滤
          ┌─────┴─────┐
        滤液          沉淀
                       │
                       │  用蒸馏水洗至近中性
                       │  80℃烘干
                   盐酸小檗碱
```

图4-13 黄柏中盐酸小檗碱的提取和分离流程图

2. 柱色谱纯化

（1）装柱：装柱方法有干法装柱和湿法装柱两种。

湿法装柱：取一根直径约1.5cm，长约40cm带玻璃活塞的色谱柱，在柱子的下端填一层松紧合适平整的脱脂棉，将其垂直地固定在铁架台上。柱内先加入一定体积的洗脱剂（实验中使用的是乙醇），打开活塞，放出柱内乙醇，将色谱柱下端的空气泡充分赶尽，然后再加入乙醇至距色谱柱的下端1~2cm处，关闭活塞。取中性氧化铝（100~200目）约35g于烧杯中，加入适量洗脱液，用玻璃棒搅拌均匀。将拌好的氧化铝沿着玻璃棒倒入层析柱，倒完后缓慢抽出玻璃棒。当氧化铝到达柱底时，打开活塞，让洗脱液缓缓流出，并不断用手轻轻振动层析柱，使氧化铝沉降均匀，当柱内液面接近氧化铝柱时，关闭活塞。再轻轻盖上一层大小合适的滤纸，加几颗玻璃珠。

干法装柱：取一根直径约1.5cm，长约40cm带玻璃活塞的色谱柱，在柱子的下端填一层松紧适合平整的脱脂棉。通过漏斗将中性氧化铝粉末慢慢加入柱内，同时轻轻振动层析柱，使柱面平整，然后垂直地固定在铁架台上。

（2）上样：上样的方法也有湿法上样和干法上样两种。

湿法上样：取50～100mg盐酸小檗碱粗品，加少量乙醇于水浴上加热溶解，用滴管沿色谱柱管壁小心加入，勿使氧化铝柱面受到振动，开启活塞，当液体表面下降至接触到氧化铝柱面时，关闭活塞。用少量乙醇淋洗柱内壁，将沾于周围的样品液轻轻洗入柱面上，至洗净后关闭活塞准备进行洗脱。

干法上样：盐酸小檗碱可溶于洗脱剂（乙醇），可湿法上样，也可以干法上样。取50～100mg盐酸小檗碱粗品，加少量乙醇使溶解，然后加入中性氧化铝1.5g，拌匀，挥尽溶剂，研磨使之成松散均匀粉末，通过小漏斗慢慢加入柱内同时轻轻振动色谱柱，使柱面均匀平整，再轻轻盖上一层大小合适的滤纸，加上几颗大小合适的玻璃珠。

（3）洗脱：用滴管吸取乙醇，绕管壁轻轻加入柱内，开启活塞，控制流速在每分钟20～30滴，不断加入乙醇，保持层析柱内乙醇2～3cm高度，待氧化铝柱上呈现不同颜色的色带时，连续冲洗，使其彼此分离，并收集开始流出的鲜黄色带，此段为盐酸小檗碱，其余色带为其他成分。

3. 鉴定

（1）生物碱的一般鉴别反应：取少量精制的盐酸小檗碱，用酸水溶解，分成4份，分别滴加以下试剂，观察有无沉淀析出及颜色变化，记录所观察到的现象和反应结果，并根据现象得出结论。① 碘化铋钾（Dragendorff）试剂，② 碘化汞钾（Mayer）试剂，③ 碘化碘钾（Wagner）试剂，④ 硅钨酸（Bertrand）试剂。

（2）特殊鉴别反应：① 取盐酸小檗碱少量，加稀盐酸2ml溶解后，加漂白粉少许，振摇后观察颜色变化。② 取盐酸小檗碱50～100mg，溶于50ml热水中，加入10%氢氧化钠2ml混合均匀后，于水浴中加热至50℃，加入丙酮5ml，放置，观察有无沉淀析出及颜色变化。

（3）薄层色谱鉴别

样品：自制盐酸小檗碱甲醇溶液。

对照品：盐酸小檗碱对照品甲醇溶液，药材供试品溶液。

吸附剂：硅胶G-CMC-Na板，湿法铺板，105℃活化0.5小时。

展开剂：正丁醇-冰醋酸-水（7∶1∶2，上层）。

显色剂：改良碘化铋钾试剂。

展开后先观察荧光斑点，再喷显色剂。

4. 纯度检测

（1）结晶：观察盐酸小檗碱结晶的形态和色泽。

（2）熔点测定：分别取盐酸小檗碱精品少许用熔点测定仪测熔点，并将测定值与标准值进行比较，通过熔点数据以及熔程长短，初步判断产品纯度。

（3）薄层色谱：样品用3种溶剂展开体系进行展开，均应显示单一斑点。

样品：自制盐酸小檗碱精品少量，用甲醇溶解。

对照品：盐酸小檗碱甲醇溶液。

吸附剂：硅胶 G，湿法铺板，105℃活化 0.5 小时。

展开剂：① 正丁醇-冰醋酸-水（7：1：2，上层）；② 甲醇-丙酮-乙酸（4：5：1）；③ 苯-乙酸乙酯-异丙醇-甲醇-浓氨（6：3：1.5：1.5：0.5）试液。

显色剂：改良碘化铋钾试剂。

5. 高效液相色谱法测定含量

（1）盐酸小檗碱：色谱条件与系统适用性实验：以十八烷基硅烷键合硅胶为填充剂，以乙腈-0.1%磷酸溶液（50：50）（100ml 加十二烷基磺酸钠 0.1g）为流动相；检测波长为 265nm。理论塔板数按盐酸小檗碱峰计算应不低于 4000。

对照品溶液的制备：精密称取在 100℃ 干燥 5 小时的盐酸小檗碱对照品适量，加流动相制成 1ml 含 0.1mg 的溶液，即得。

供试品溶液的制备：取黄柏粉末（过三号筛）约 0.1g，精密称定，置 10ml 容量瓶中，加流动相 80ml，超声处理（功率 250 W，频率 40kHz）40 分钟，放冷，用流动相稀释至刻度，摇匀，过滤，取续滤液，即得。

测定法：分别精密吸取对照品溶液 5μl 与供试品溶液 5~20μl，注入液相色谱仪，测定，即得。

（2）提取分离所得盐酸小檗碱的含量测定：供试品溶液的制备：精密称取在 100℃ 干燥 5 小时的盐酸小檗碱样品适量，加流动相制成 1ml 含 0.1mg 的溶液，即得。测定前用 0.45μm 微孔滤膜过滤。

其余步骤与药材中盐酸小檗碱的含量测定相同。

【注意事项】

1. 采用柱色谱纯化时，一定不能使洗脱剂低于硅胶面，否则气泡会进入硅胶柱而降低分离效能。

2. 在洗脱时，不同的色带应单独收集。

3. 在使用生物碱沉淀试剂鉴别生物碱时只有当三种以上的生物碱沉淀试剂均呈阳性反应时才能确定该生物碱存在。

【思考与作业】

1. 季铵盐提取常用的溶剂有哪些？分离方法有哪些？

2. 渗漉法提取黄柏中小檗碱时，采用石灰乳有哪些作用？

3. 柱色谱操作有哪些注意事项？

4. 生物碱薄层色谱鉴别中采用硅胶作吸附时，如何避免拖尾现象？

实验十四　苦参中生物碱的提取、分离和检识

【概述】

苦参为豆科植物苦参 *Sophora flavescens* Ait. 的干燥根。具有清热燥湿、杀虫、利尿

的功效。主要用于热痢、便血、黄疸尿闭、赤白带下、阴肿阴痒、湿疹、湿疮、皮肤瘙痒和疥癣。

苦参中的主要有效成分为生物碱，主要有苦参碱、氧化苦参碱、羟基苦参碱、N-甲基金雀花碱、巴普叶碱、安那吉碱、苦参醇碱、苦参烯碱等。从这些生物碱结构类型上，都可以看成是双稠哌啶的衍生物。其结构和理化性质如下。

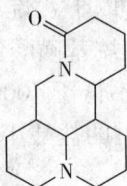

苦参碱

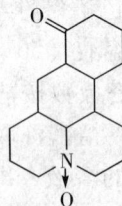

氧化苦参碱

（1）苦参碱（matrine）：有四种形态，α-苦参碱为针状或柱状结晶，熔点76℃；β-苦参碱为柱状结晶，熔点87℃；δ-苦参碱亦为柱状结晶，熔点84℃；γ-苦参碱为液体，沸点223℃/6mmHg。常见为α-苦参碱，当β-苦参碱在石油醚中22℃~24℃放置后，可析出α和δ型苦参碱的混合结晶；而α-苦参碱的溶液在10℃放置时，能析出β-苦参碱结晶；用H_2O_2处理的苦参碱可转变为氧化苦参碱。苦参碱的pKa值为8.2。结构中虽然有两个氮原子，但其中一个是酰胺状态，几乎不显碱性，所以苦参碱只相当于一元碱。苦参碱可溶于冷水、三氯甲烷、苯、二硫化硫，难溶于石油醚。

（2）氧化苦参碱（oxymatrine）：为无色柱状结晶，熔点162℃~163℃（水合物）、207℃（无水物）；可溶于水、三氯甲烷、乙醇，难溶于乙醚、石油醚。用SO_2处理可转变为苦参碱。

【目的要求】

1. 掌握用离子交换法提取分离生物碱的原理和方法。
2. 掌握利用苦参总碱中各生物碱溶解性差异分离氧化苦参碱的方法。
3. 了解和熟练应用渗漉提取法及索氏提取器连续回流提取法。
4. 掌握生物碱的常规定性检识方法。

【实验原理】

苦参生物碱有一定碱性，可与酸结合成盐，因此采用酸水提取法。总生物碱呈阳离子状态而被阳离子交换树脂所交换，再用氨水碱化后生物碱游离，以有机溶剂提取。利用总生物碱中氧化苦参碱在乙醚中难溶而与其他生物碱分离。

【实验材料】

1. 药材　苦参药材。

2. 试剂　苦参碱、氧化苦参碱对照品、无水硫酸钠、三氯甲烷、丙酮、乙醚、盐酸、氨水、石油醚。

3. 仪器　阳离子交换树脂、电炉、抽滤装置、渗漉装置、柱色谱装置、薄层色谱装置等。

【实验内容】

1. 提取、分离流程 苦参碱的提取见图4-14；苦参碱的精制流程见图4-15；苦参中苦参碱与氧化苦参的分离见图4-16。

（1）苦参生物碱的提取、分离：见图4-14。

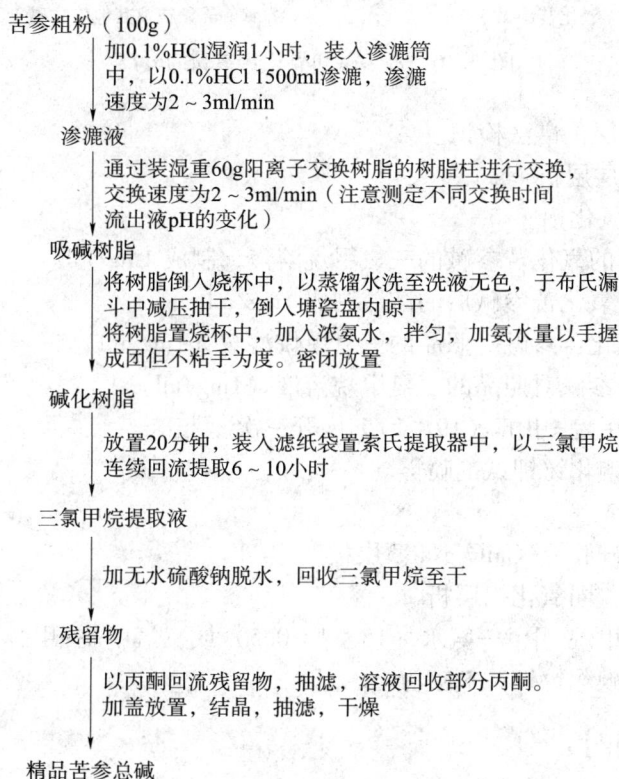

苦参粗粉（100g）

　加0.1%HCl湿润1小时，装入渗漉筒
　中，以0.1%HCl 1500ml渗漉，渗漉
　速度为2～3ml/min

渗漉液

　通过装湿重60g阳离子交换树脂的树脂柱进行交换，
　交换速度为2～3ml/min（注意测定不同交换时间
　流出液pH的变化）

吸碱树脂

　将树脂倒入烧杯中，以蒸馏水洗至洗液无色，于布氏漏
　斗中减压抽干，倒入塘瓷盘内晾干
　将树脂置烧杯中，加入浓氨水，拌匀，加氨水量以手握
　成团但不粘手为度。密闭放置

碱化树脂

　放置20分钟，装入滤纸袋置索氏提取器中，以三氯甲烷
　连续回流提取6～10小时

三氯甲烷提取液

　加无水硫酸钠脱水，回收三氯甲烷至干

残留物

　以丙酮回流残留物，抽滤，溶液回收部分丙酮。
　加盖放置，结晶，抽滤，干燥

精品苦参总碱

图 4-14 粗品苦参生物碱的提取

（2）苦参生物碱的精制：见图4-15。

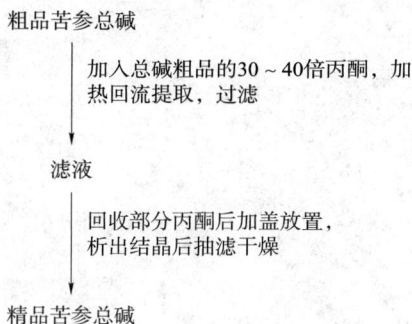

粗品苦参总碱

　加入总碱粗品的30～40倍丙酮，加
　热回流提取，过滤

滤液

　回收部分丙酮后加盖放置，
　析出结晶后抽滤干燥

精品苦参总碱

图 4-15 苦参生物碱的精制

（3）苦参碱和氧化苦参碱的分离：见图4-16。

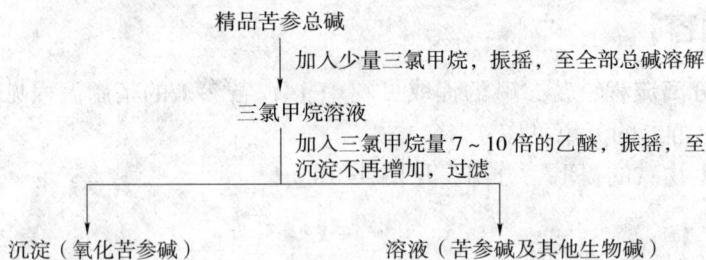

```
              精品苦参总碱
                  │ 加入少量三氯甲烷，振摇，至全部总碱溶解
              三氯甲烷溶液
                  │ 加入三氯甲烷量7～10倍的乙醚，振摇，至
                  │ 沉淀不再增加，过滤
         ┌────────┴─────────────────────┐
    沉淀（氧化苦参碱）              溶液（苦参碱及其他生物碱）
```

图4-16 苦参碱和氧化苦参碱的分离

2. 检识 用薄层色谱法检识。

（1）氧化铝薄层层析

吸附剂：中性氧化铝。

样品：① 分离的氧化苦参碱的三氯甲烷溶液，制成1mg/ml。

② 分离氧化苦参碱后的溶液制成1mg/ml。

对照品：① 氧化苦参碱对照品的三氯甲烷溶液（1mg/ml）。

② 苦参碱对照品的三氯甲烷溶液（1mg/ml）。

展开剂：三氯甲烷-甲醇（19：1），展开三次。

显色剂：改良碘化铋钾试剂喷雾。

（2）硅胶层析

层析板：自制硅胶G-CMC-Na薄层板。

样品及对照品：同氧化铝层析。

展开剂：三氯甲烷-甲醇-氨水（15：4：0.5）或三氯甲烷-甲醇（9：2）。

显色剂：改良碘化铋钾试剂喷雾。

【思考与作业】

1. 以反应式表示出离子交换树脂法提取苦参中总生物碱的原理。

2. 苦参在渗漉中如氢离子溶度过高，通过交换树脂时对交换有何影响？

3. 试根据苦参中氧化苦参碱和苦参碱的性质设计一个其他方法提取苦参总碱的可行工艺。

第五章 ▶ 综合性及设计性实验

实 验 一　天然药物化学成分的预实验

【概述】

天然药物中含有的化学成分结构类型多样，在理化性质上也表现出相应的复杂性和特异性。可根据各类化合物的极性、颜色反应、沉淀反应、色谱行为等进行对天然药物中成分的类型进行判断。

【目的要求】

1. 掌握预试天然药物中主要化学成分类型的一般方法。
2. 了解对未知成分的天然药物进行初步分离、并判断成分类型的方法。
3. 了解如何对实验结果进行合理综合分析的方法。

【实验材料】

根据实验需要选取含有不同类型化学成分的药材。

【实验步骤】

1. 理论知识的回顾、文献的查阅和方案的设计。
2. 各组对实验方案的集体讨论。
3. 教师对实验方案进行审核，提出问题，各组对实验方案进行修正。
4. 实验试剂及仪器的准备。
5. 实验的开展。
6. 结果的判断、分析与讨论。

【思考与作业】

1. 常用天然药物的提取溶剂有哪些？各自的溶解性能如何？如何制备预试的样品液？
2. 天然药物的化学成分有哪些主要类型？各有何特征性的检识反应？
3. 除试管反应外，薄层或纸层析可否用于天然药物化学成分的检识？

实验二 补骨脂中补骨脂素、异补骨脂素的提取、分离和鉴定

【概述】

补骨脂为豆科植物补骨脂 *Psoralea corylifolia* L. 的干燥成熟果实。具有补肾助阳、温中止泻之功。主治肾虚阳痿、遗精遗尿及腰膝冷痛，小便频数；外用治白癜风。

补骨脂中含有多种香豆素和黄酮类成分，主要有补骨脂素、异补骨脂素、补骨脂双氢黄酮（补骨脂甲素）、异补骨脂查耳酮（补骨脂乙素）等。药理研究证明，补骨脂甲素有明显扩冠作用，补骨脂素及异补骨脂素是具吸收紫外线性质的光敏性物质，因此是抗白癜风的有效成分，制剂有祛白素，补骨脂注射液、复方补骨脂酊等。

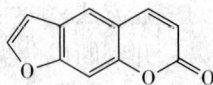
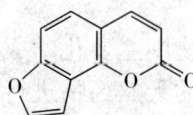

补骨脂素　　　　　　　　异补骨脂素

（1）补骨脂素（psoralen）：$C_{11}H_6O_3$，无色针状结晶（乙醇），熔点 189℃ ~ 190℃。溶于乙醇、苯、三氯甲烷、丙酮；微溶于水、乙醚和石油醚。

（2）异补骨脂素（isopsoralen）：$C_{11}H_6O_3$，无色针状结晶，熔点 137℃ ~ 138℃。溶于甲醇、乙醇、丙酮、苯、三氯甲烷；微溶于水、乙醚，难溶于石油醚。

（3）补骨脂双氢黄酮（补骨脂甲素）（bavachin, corylifolin）：$C_{20}H_{20}O_4$，无色结晶，熔点 191℃ ~ 192℃，$[\alpha]_D$ 为 −29.1°（乙醇）。

（4）异补骨脂查耳酮（补骨脂乙素）（isobavachalcone, corylifolinin）：$C_{20}H_{20}O_4$，黄色针状结晶，熔点 154℃ ~ 156℃。

【目的要求】

通过该实验掌握香豆素类化合物的提取分离与鉴定的综合实验方法与技术。

【实验原理】

根据内酯类化合物在乙醇中溶解度大，水中溶解度小的性质，用乙醇从中药补骨脂中提取补骨脂素及异补骨脂素，并用活性炭进行脱色，最后利用两者的极性差异，用氧化铝干柱层析予以分离。

【实验材料】

1. 药材 补骨脂粗粉。

2. 试剂 50%乙醇、甲醇、石油醚、乙酸乙酯、中性氧化铝、补骨脂素对照品、异补骨脂素对照品、7%盐酸羟胺甲醇溶液、10%氢氧化钾甲醇溶液、盐酸、1%三氯化铁试液等。

3. 仪器 水浴锅、回流装置、抽滤装置、蒸馏装置、分液漏斗、柱色谱装置、薄层色谱装置等。

【实验内容】

（一）实验流程图
提取、分离流程见图5-1。

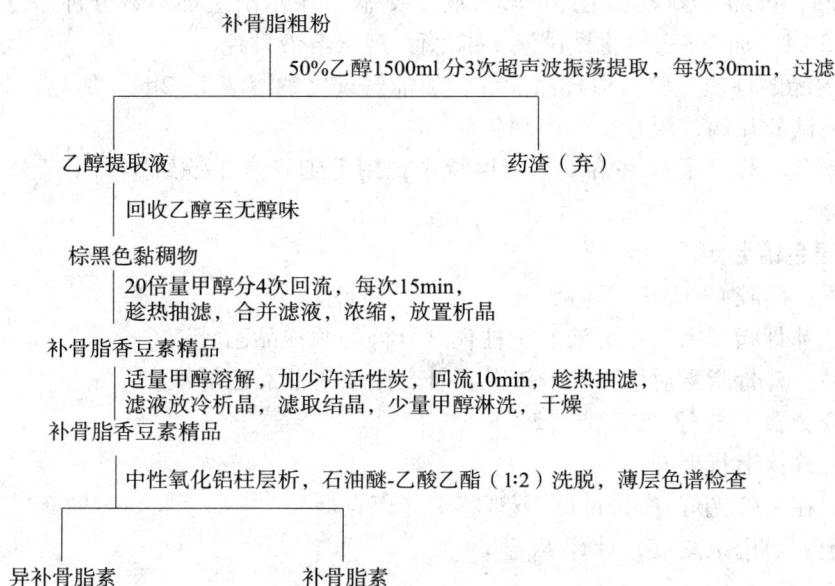

图5-1　补骨脂中补骨脂素、异补骨脂素的提取、分离流程

（二）提取

1. 超声波振荡提取　取补骨脂粗粉200g，用50%乙醇1500ml分3次进行超声波振荡提取，每次30分钟，过滤，合并滤液，回收乙醇至无醇味，放置过夜，倾去上清液，得棕黑色黏稠物。将棕黑色黏稠物加20倍量甲醇分4次回流，每次15分钟，趁热抽滤，合并滤液，浓缩至小体积，放置析晶，滤取结晶，80℃干燥即得补骨脂香豆素粗品，称重。

2. 浸渍法提取　称取补骨脂粗粉200g，用50%乙醇浸泡3次，每次24小时，合并3次滤液，回收乙醇至无醇味，以下操作同1法。

3. 称取补骨脂粗粉200g，放入1000ml烧瓶中，加入50%乙醇500ml，热回流1小时，过滤，回收乙醇至无醇味，放置过夜，倾去上清液，得棕黑色黏稠物。将棕黑色黏稠物加80ml甲醇溶解，加少许活性炭，回流10分钟，趁热抽滤，滤液回收甲醇至小体积，放置析晶。

（三）精制
将上述粗品加适量甲醇溶解，加少许活性炭，回流10分钟，趁热抽滤，滤液放冷析晶，滤取结晶，少量甲醇淋洗，80℃以下干燥即得补骨脂香豆素精品。

（四）补骨脂素和异补骨脂素的分离

取色谱用中性氧化铝40g，装于直径1.6cm×30cm的色谱柱中。取补骨脂香豆素精品甲醇液约1~2ml，少量中性氧化铝拌样，加样，以石油醚-乙酸乙酯（1:2）洗脱，每20ml为一流分，各流分回收溶剂后，用薄层色谱检查，和对照品对比，于紫外光灯下观察荧光与颜色，结果异补骨脂素和补骨脂素先后洗脱下来。

（五）鉴定

1. 显色反应

（1）异羟肟酸铁反应：取补骨脂素精品少量，置于试管中，加入7%盐酸羟胺甲醇溶液2~3滴，再加10%氢氧化钾甲醇溶液2~3滴，于水浴上加热数分钟，冷却，用盐酸调至pH3~4，加1%三氯化铁试液1~2滴，观察溶液颜色。

（2）内酯的性质实验：取样品少许，加稀氢氧化钠溶液1~2ml，加热，观察现象；再加稀盐酸试液几滴，观察所产生现象。

（3）荧光：取样品少许溶于三氯甲烷中，用毛细管点于滤纸上，于紫外光灯下观察荧光与颜色。

2. 薄层色谱鉴定

薄层板：硅胶G-CMC-Na板。

样品：补骨脂素精品乙醇液、干柱色谱分得的两样品乙醇液。

对照品：补骨脂素对照品乙醇液及异补骨脂素对照品乙醇液。

展开剂：石油醚-乙酸乙酯（2:3）。

展开方式：上行展开。

显色：在紫外光灯（365nm）下观察荧光斑点。

观察记录：记录图谱，计算 R_f 值。

【注意事项】

1. 原料最好用未炮制过的补骨脂种子，其中补骨脂素和异补骨脂素含量较高。

2. 补骨脂含大量油脂，据文献报道，用50%乙醇或40%丙酮提取，方法简便，得率高，亲脂性杂质少，乙醇又较丙酮便宜，故选用50%乙醇提取。利用香豆素内酯类的特点，用碱提酸沉法，由于补骨脂中含大量油脂和糖类成分，易发生皂化反应和形成胶状物，难以过滤，得率低。

3. 从补骨脂中提取得到的白色针状物，为补骨脂素和异补骨脂素的混合物，两者含量比随药材的品种、质量不同而不同，由于两者均属于光敏性物质，故临床应用时，不必将两者分开。在进行干柱色谱分离前，应先做薄层色谱检查两者的含量情况。

【思考与作业】

1. 从中药中提取香豆素类成分还有哪些方法？

2. 异羟肟酸铁反应的机理是什么？

实验三　一叶萩碱衍生物的制备

【概述】

大戟科植物一叶萩 ［*Securinega suffruticosa*（Pall.）Rehd.］也称叶底珠，别名狗杏条等，我国资源十分丰富。其根、叶和嫩枝中均含有多种生物碱。其中一叶萩碱（securinine）含量高，已用于临床。

一叶萩碱能兴奋中枢脊髓系统、增强心肌收缩、升高血压。临床用硝酸一叶萩碱治疗面神经麻痹、小儿麻痹、骶神经炎和股外侧神经炎感染引起的多发性神经炎，为神经科疾患的常用药物。

【目的要求】

1. 通过该实验掌握渗漉法、连续回流提取法及用离子交换树脂法等分离生物碱的综合实验方法。

2. 熟悉生物碱衍生物的制备方法。

【实验原理】

本实验首先采用酸水渗漉法从一叶萩中提取有效成分，再利用离子交换法进行分离。反应式如下：

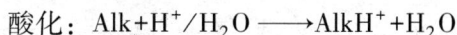

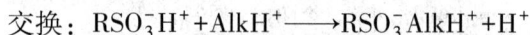

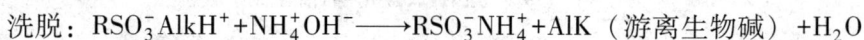

酸化：$Alk + H^+/H_2O \longrightarrow AlkH^+ + H_2O$

交换：$RSO_3^-H^+ + AlkH^+ \longrightarrow RSO_3^-AlkH^+ + H^+$

洗脱：$RSO_3^-AlkH^+ + NH_4^+OH^- \longrightarrow RSO_3^-NH_4^+ + AlK（游离生物碱）+ H_2O$

一叶萩碱为淡黄色棱形晶体，难溶于水，易溶于醇、三氯甲烷，较难溶于石油醚。为了增加其水溶性，常把其做成盐的形式。

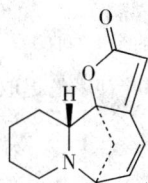

一叶萩碱结构

【实验材料】

1. **药材**　一叶萩叶。

2. **仪器**　锥形瓶（50ml）、烧杯（1000ml，250ml）、培养皿（15cm）、树脂柱（2cm×60cm）、索氏提取器（250ml）、水浴锅、渗漉筒、回收装置、回流装置、层析缸、载玻片。

3. **试剂**　一叶萩碱标准品、硫酸、732 型阳离子树脂、氨水、苯、三氯甲烷、乙醇、石油醚（沸程 30℃~60℃）、广泛 pH 试纸、乙醚、无水乙醇、10% 硝酸-无水乙醇液、碘甲烷、丙酮、碘化铋钾试剂。

【实验内容】

1. 一叶萩碱的制备　称取干燥一叶萩叶 35g，置 1000ml 烧杯中，用 pH 1~2（0.3%）的硫酸溶液 250ml 充分润湿，放置 30 分钟后装渗滤筒。然后再用 pH 1~2 的硫酸溶液以 4~5ml/min 的滴速进行渗滤，收集滤液约 750ml。

取湿态 50g 阳离子交换树脂，动态湿法装柱。将渗滤液通过阳离子交换柱以 4~5ml/min 的流速进行交换，测定交换液的 pH（0，1，2，3，5，10，20，30，60 分钟）。待酸水液全部交换完毕后将树脂倾入烧杯中，水洗至 pH 6，抽干置培养皿中，室温风干。

将风干后的阳离子交换树脂用氨水 20ml 碱化，闷置 20 分钟后挥散多余 NH_3。将树脂装入索氏提取器中用 150ml 石油醚（30℃~60℃）水浴回流洗脱 3 小时以上。冷却，醚液转移至无水的圆底烧瓶中，回收石油醚至体积小于 10ml，转移到小锥形瓶中加盖放置，结晶析出后过滤。

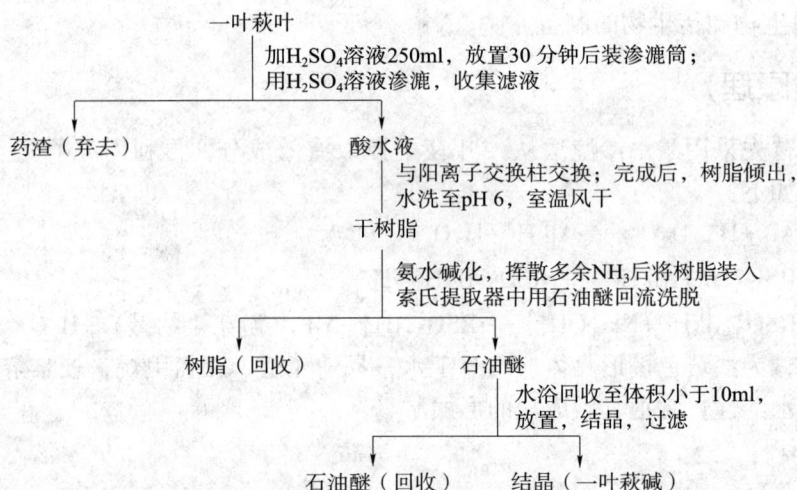

图 5-2　一叶萩碱的提取分离流程

2. 衍生物的制备

（1）硝酸一叶萩碱（Securinine Nitrate）的制备：称取一叶萩碱 200mg 加 6ml 乙醚及 9ml 无水乙醇，使其全部溶解。在溶液中首先滴加 10% 硝酸-无水乙醇液 14ml 后，再滴加乙醚至混浊，放置，白色结晶析出后，过滤，结晶用无水乙醇-乙醚（1:1）洗涤数次，干燥，即得硝酸一叶萩碱。

硝酸一叶萩碱：无嗅、味苦，溶于水，难溶于醇。熔点为 222℃。

（2）一叶萩碱的甲基化物的制备：称取样品 100mg，加碘甲烷 0.4ml 及丙酮 10ml 水浴回流 1 小时，放冷结晶析出后，过滤。结晶用乙醇洗涤，重结晶，得针状结晶，熔点 232.5℃（分解）。反应式如下：

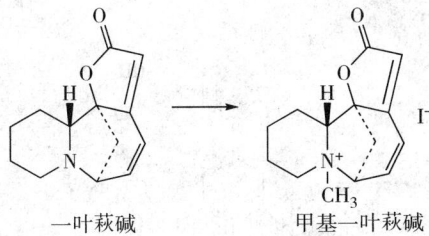

一叶萩碱 → 甲基一叶萩碱

一叶萩碱甲基化物的合成

【注意事项】

1. 取新树脂（已用 50℃～60℃温水浸泡膨胀，过程中不断搅拌，换水直至无色）置烧杯中，用五倍量的 6%～7% 盐酸浸泡过夜，先用离子水洗至 pH 3～4，改用蒸馏水洗至中性，再用 5% 氢氧化钠（约 2 倍）搅拌洗涤后，水洗至中性，最后用 6%～7% 盐酸转型，蒸馏水洗至近中性。

2. 用蒸馏水将已处理好的树脂悬浮起来，加到底部垫有脱脂棉的交换柱中，等树脂颗粒下沉后，其上覆盖一层棉花，以免加入液体时，冲破树脂表面。注意在整个操作过程中树脂的上部要覆盖少量液体，以免进入空气，影响交换效果。将树脂柱表层多余液体由底部打开活塞放出，待液层降至树脂层表面时，关闭活塞，由柱的上部加入含一叶萩碱的酸水，打开底部活夹，控制流速。

3. 用石油醚回流洗脱时应注意防火。

【思考与作业】

1. 用离子交换树脂提取生物碱的原理是什么？为什么选用阳离子树脂交换生物碱？装树脂柱应该注意哪些事项？

2. 请再举一生物碱衍生物的制备方法实例。

实验四 莱菔子水溶性生物碱的提取及纯化

【概述】

莱菔子为十字花科植物萝卜 *Raphanus satious L.* 的干燥成熟种子。又名萝卜子、萝白子、菜头子等，入脾、胃、肺经，中医临床中常用炒品，具有下气、化痰、消食的作用。在我国有着悠久的使用历史和广泛的来源。

莱菔子含芥子碱硫氰酸盐、芥子碱和脂肪油等，油中含大量的芥酸、亚油酸、亚麻酸，还含谷甾醇、莱菔素等。《中国药典》规定莱菔子按干燥品计算，含芥子碱以芥子碱硫氰酸盐（$C_{16}H_{24}NO5 \cdot SCN$）计，不得少于 0.40%。

芥子碱硫氰酸盐　　　　　　　芥子酸甲酯　　　　　　　芥子酸乙酯

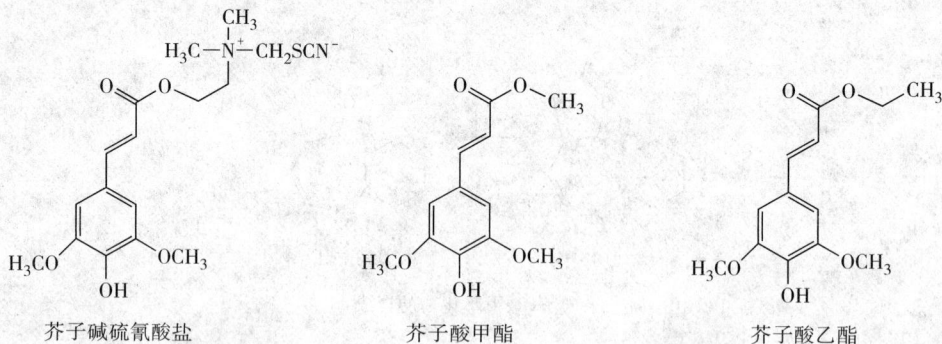

芥子碱硫氰酸盐：白色针晶，熔点 215℃～217℃。分子式 $C_{16}H_{24}NO_5SCN$，改良碘化铋钾反应阳性。可溶于水、甲醇、乙醇，易溶于热水，不溶三氯甲烷及苯。

【目的要求】

1. 通过该实验掌握水溶性生物碱的提取分离方法。
2. 综合掌握生物碱的提取、分离、鉴定及含量测定方法。

【实验原理】

根据水溶性生物碱在水中溶解度大的性质，采用水煎煮的方法从中药莱菔子中提取水溶性生物碱，利用水溶性生物碱和杂质与大孔树脂的吸附力的强弱差异，用大孔树脂层析予以分离纯化。

【实验材料】

1. 药材　莱菔子粗粉。

2. 试剂　乙醇、碳酸钠、碳酸氢钠、AB-8 大孔吸附树脂、芥子碱硫氰酸盐对照品。

3. 仪器　水浴锅、回流装置、抽滤装置、蒸馏装置、分液漏斗、柱色谱装置、薄层色谱装置等。循环水式真空泵、紫外-可见分光光度计、旋转蒸发器、电子分析天平。

【实验内容】

（一）实验流程图

实验流程见图 5-3。

（二）提取

莱菔子粗粉 200g，10 倍水浸泡 1 小时，煎煮提取 3 次，每次 1.5 小时，过滤，合并滤液，减压浓缩至 200ml，加乙醇至含醇量为 80%，静置，滤过，滤液减压回收至无醇味，浓缩液加水定容至 200ml，即得。

（三）纯化

1. 树脂预处理　大孔树脂分别用 95% 乙醇浸泡 24 小时，充分溶胀，湿法上柱，用乙醇及蒸馏水依次洗脱至无醇味，备用。

```
            莱菔子粗粉200g
                │ 10倍水浸泡1h，煎煮提取3次，每次1.5h，过滤
    ┌───────────┴───────────────┐
  水提液                      药渣（弃）
    │ 浓缩至200ml，加乙醇至含醇80%，静置，滤过
  滤液
    │ 浓缩至乙醇至无醇味，加水定容至200ml
  提取液
    │ AB-8大孔吸附树脂柱，蒸馏水洗脱6BV，
    │ 30%乙醇洗脱10BV，流速2BV/h，收集洗脱液
  洗脱液
    ┌───────────┴───────────────┐
薄层色谱鉴定             分光光度法测定含量
```

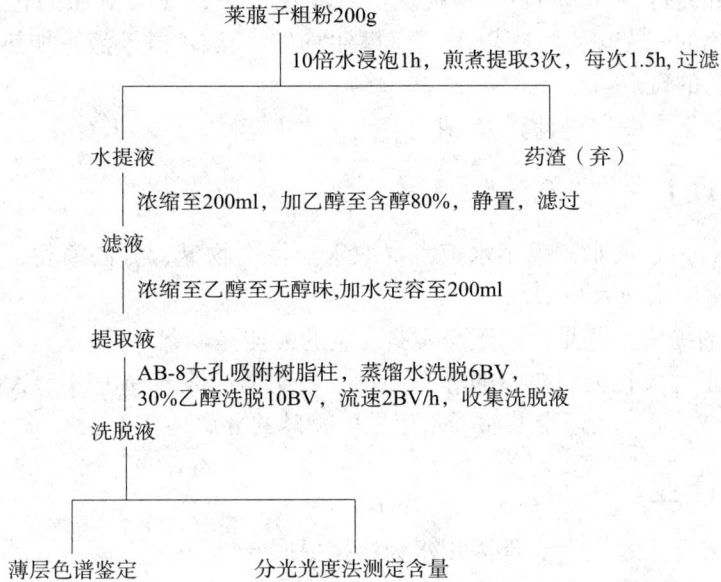

图 5-3 莱菔子提取分离及鉴定实验流程

2. 层析分离 精密吸取提取液 50ml，上样于经预处理好的 AB-8 大孔吸附树脂柱内（20ml），用蒸馏水洗脱 6BV 后，再用 30% 乙醇洗脱 10BV，流速 2BV/h，收集洗脱液。

（四）测定

1. 对照品溶液的制备 精密称取芥子碱硫氰酸盐对照品约 10mg，置 10ml 容量瓶中，用蒸馏水溶解并稀释至刻度，摇匀，得对照品溶液。

2. 标准曲线 分别精密吸取上述对照品溶液 20、40、60、80、100、120μl，分别置 10ml 容量瓶中，加入 pH10.1 的碳酸钠-碳酸氢钠缓冲溶液 1ml，蒸馏水稀释至10ml，摇匀，在 390nm 波长处测定吸光度。以吸光度为纵坐标，质量浓度为横坐标，进行线性回归，得回归方程和线性关系范围。

3. 含量测定 精密吸取各洗脱液适量，置 10ml 容量瓶中，加入 pH10.1 的碳酸钠-碳酸氢钠缓冲溶液 1ml，加入蒸馏水稀释至 10ml，摇匀，测定吸光度，并用回归方程计算水溶性生物碱含量。

（五）薄层鉴定

薄层板：硅胶 G-CMC-Na 板。

样品：莱菔子乙醇洗脱液。

对照品：芥子碱硫氰酸盐对照品甲醇液（取芥子碱硫氰酸盐对照品，加甲醇制成每 1ml 含 1mg 的溶液，作为对照品溶液）。

分别吸取上述两种溶液各 5μl，分别点于同一硅胶 G 薄层板上，以乙酸乙酯-甲酸-水（10∶2∶3）的上层溶液为展开剂，展开，取出，晾干，置紫外光灯（365nm）下检视。

展开剂：乙酸乙酯-甲酸-水（10∶2∶3）的上层溶液。

展开方式：上行展开。

显色：紫外光灯（365nm）下检视。供试品色谱中，在与对照品色谱相应的位置上，显相同颜色的荧光斑点；喷以 1% 香草醛的 10% 硫酸乙醇溶液，加热至斑点显色清晰，显相同颜色的斑点。

观察记录：记录图谱，计算 R_f 值。

【注意事项】

1. 莱菔子含大量油脂，采用水煎煮提取水溶性生物碱，方法简便，得率高，亲脂性杂质少，故选用水煎煮提取。

2. 本实验的提取工艺是前期正交实验确定的最佳提取条件。

3. 通过对多种大孔吸附树脂的静态和动态吸附研究发现 AB-8 型大孔吸附树脂是一种比较理想的树脂，较适合莱菔子水溶性生物碱的分离纯化。

【思考与作业】

1. 芥子碱硫氰酸盐为什么能采用水为溶媒提取？
2. 大孔树脂吸附法分离中药成分的原理是什么？

实验五　三七总皂苷和总多糖的含量测定

【概述】

三七 [*Panax notoginseng*（Burk.）F. h. Chen] 为五加科植物三七的主根，别名：山膝，金不换、田三七、田漆、田七、参三七、血参、人参三七、滇三七等。主要分布于云南和广西。本草记载生三七用于止血、散血、定痛及金刀跌伤，熟三七补血等。三七的主要成分为达玛烷型四环三萜类皂苷。迄今已从三七的不同部位分离到60多种皂苷成分，均为 20（S）-原人参二醇型 [20（S）-protopanaxadiol] 和 20-（S）原人参三醇型 [20（S）-protopanaxatriol] 的皂苷。三七中未发现齐墩果酸型皂苷，与同属植物人参和西洋参有显著的区别。三七中的达玛烷型皂苷有很多与人参和西洋参相同，如：人参皂苷（ginsenoside）Rb_1，Rb_2，Rb_3，Rc，Rd，F_2，Re，Rg_1，Rg_2 和 Rh_1 等。三七中以人参皂苷 Rg_1 和 Rb_1 含量最高，是其特色。三七中还含有不少特有的皂苷成分，如三七皂苷（notoginsenoside）R_1，R_2，R_5，Fa，Fc 和 Fe 等。

三七中主要皂苷成分结构如下：

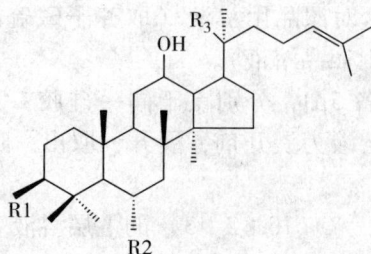

	R_1	R_2	R_3
ginsenoside-Rg₁	-OH	-O-glc	-O-glc
ginsenoside-Re	-OH	-O-glc(2-1)rha	-O-glc
notoginsenoside-R₁	-OH	-O-glc(2-1)xyl	-O-glc
ginsenoside-Rb₃	-O-glc(2-1)glc	H	-O-glc(6-1)xyl
ginsenoside-Rc	-O-glc(2-1)glc	H	-O-glc(6-1)ara(f)
ginsenoside-Rd	-O-glc(2-1)glc	H	-O-glc
ginsenoside-Rb₂	-O-glc(2-1)glc	H	-O-glc(6-1)ara(p)
ginsenoside-Rb₁	-O-glc(2-1)glc	H	-O-glc(6-1)glc
ginsenoside-F₂	-O-glc	H	-O-glc
ginsenoside-F₁	-OH	-OH	-O-glc
notoginsenoside-Fa	-O-glc(2-1)glc(2-1)xyl	H	-O-glc(6-1)glc
notoginsenoside-Fc	-O-glc(2-1)glc(2-1)xyl	H	-O-glc(6-1)xyl
vina-ginsenoside-R₇	-O-glc(2-1)glc(2-1)xyl	H	-O-glc
gypenoside IX	-O-glc	H	-O-glc(6-1)xyl
gypenoside XVII	-O-glc	H	-O-glc(6-1)glc
gypenoside XIII	-OH	H	-O-glc(6-1)xyl
chikusetsusaponin-L₅	-OH	-OH	-O-glc(6-1)ara(p)(4-1)xyl

注：glc 为葡萄糖，rha 为鼠李糖，xyl 为木糖，ara（f）为呋喃型阿拉伯糖，ara（p）为吡喃型阿拉伯糖。

另外三七还含有多糖、黄酮、挥发油、三七素（β-N-乙二酸酰基-L-α，β-二氨基丙酸）、氨基酸、以及各种微量元素等。

【目的要求】

通过该实验，综合掌握三七中皂苷与多糖的提取、分离及含量测定方法。

【实验原理】

三七多糖和皂苷由于分子量和极性大小不同，可以选择大孔吸附树脂进行分离。在一定的化学条件下多糖和皂苷均可与一些显色剂发生定量反应生成有颜色的化合物，选择该有色化合物的最大吸收波长作为测定波长，可以准确测定它们的含量。

【实验材料】

1. 药材　三七。
2. 试剂　大孔吸附树脂、乙醇、人参皂苷 Rg₁ 对照品、甲醇、氢氧化钠、正丁醇、香草醛、冰醋酸、高氯酸、蒽酮、葡萄糖对照品、硫酸、三氯甲烷、丙酮。
3. 仪器　紫外-可见分光光度计、分析天平、减压旋转蒸发仪、电热套、回流装置、超声仪、250ml 具塞锥形瓶、具塞试管、分液漏斗、过滤装置、25ml 和 100ml 容量瓶、吸量管。

【实验内容】

（一）三七总皂苷的含量测定

1. 三七皂苷提取、分离 精密称取三七药材粉末约 1.0g，用 10ml 75% 乙醇室温浸泡 45 分钟，过滤，收集滤液和三七残渣，同法提取 3 次，合并提取液。减压蒸馏至无醇味，加至已处理好的 101 型大孔吸附树脂上（色谱柱规格 1.5cm×10cm），先用 20ml 蒸馏水洗脱（含多糖），再用 30ml 80% 的乙醇洗脱（含皂苷），收集两部分溶液。

2. 溶液的制备

样品溶液：取 80% 的乙醇洗脱部分，用乙醇定容至 50ml，摇匀，即得。

对照品溶液：精密称取人参皂苷 Rg1 对照品约 2.5mg 于 25ml 量瓶中，加乙醇溶解并稀释到刻度，摇匀，作为对照品溶液。

3. 标准曲线的绘制 准确移取 0.5、1.0、1.5、2.0、2.5、3.0ml 对照品溶液，分别置于 10ml 具塞试管中，60℃ 水浴挥干溶剂，加入新配制的 5% 香草醛–冰醋酸溶液 0.2ml，高氯酸 0.8ml，60℃ 水浴中加热 15 分钟，立即置冷水中冷却，加入冰醋酸 5.0ml，摇匀，放置 15 分钟。用相应试剂作空白对照，在 550nm 波长处测定它们的吸光度值 A，以 A 值为横坐标，相应具塞试管中人参皂苷 Rg1 的质量（mg）为纵坐标，绘制标准曲线，计算回归方程。

4. 总皂苷含量的测定 取供试品溶液 2ml，水浴挥干溶剂，按照前述方法显色，测定 550nm 波长处的吸光度值 A，代入回归方程，计算测试液中三七总皂苷的质量（mg）。

5. 用下面公式计算三七中总皂苷的百分含量（$X\%$）

$$X\% = \frac{25m}{1000w} \times 100\%$$

其中：m 为用回归方程计算出的三七总苷质量（mg）。

w 为称量的三七质量（g）。

（二）三七总多糖的含量测定

1. 三七多糖的提取 取上述三七残渣风干后，加入 3ml 水，煮沸 60 分钟，离心，收集上清液，沉淀重复提取 2~3 次。合并上清液，再合并过 101 型大孔吸附树脂收集的 20ml 水洗脱物，减压浓缩至适量。加入乙醇，使液体组成约为 3 倍量 95% 的乙醇，静置 24 小时，离心收集沉淀。沉淀经无水乙醇、丙酮分别洗涤 2 次，每次 5ml。抽滤至干，Sevag 法脱蛋白得三七多糖。

2. 溶液的配制

蒽酮试剂：称取蒽酮 1g，溶解于 500ml 80% 的硫酸中，置棕色瓶中，摇匀，存于暗处。

样品溶液：取按前述方法制得的三七多糖，定量转移至 100ml 容量瓶中，加水至刻度，再准确吸取样品溶液 0.2ml，定容至 100ml，摇匀。

葡萄糖对照品溶液：精密称取 105℃ 干燥至恒重的葡萄糖对照品约 24mg，置于

100ml 容量瓶中，用水稀释至刻度，摇匀。

3. 标准曲线绘制 精密量取葡萄糖对照品溶液 0、0.1、0.2、0.4、0.6、0.8、1.0ml 置具塞试管内，加水至 1.0ml，再分别精密加入蒽酮试剂 8.0ml，称重。沸水浴加热 10 分钟，迅速冰浴冷却 10 分钟，加水补足重量。以首管为空白，在 624nm 处测定吸光度 A。以各管中葡萄糖的质量（mg）为横坐标，吸光度为纵坐标，绘制标准曲线，求回归方程。

4. 测定方法 精密量取样品溶液 0、0.5ml 置具塞试管内，加水至 1.0ml，再分别精密加入蒽酮试剂 8.0ml，称重。沸水浴加热 10 分钟，迅速冰浴冷却 10 分钟，加水补足重量。以首管为空白，在 624nm 处测定吸光度 A。将 A 代入回归方程，计算测试液中含有的总皂苷质量（mg）。

5. 用下面公式计算三七总多糖的百分含量（X%）

$$X\% = \frac{\dfrac{100 \times 100}{0.5 \times 0.2}m}{1000w} \times 100\%$$

其中　m 为用回归方程计算出的三七总多糖质量（mg）。

w 为称量的三七质量（g）。

【注意事项】

1. 文中提供的测定波长可能与不同的仪器有关，实验之前可扫描最大吸收波长。
2. 求各回归方程的相关系数 r，r 应不小于 0.99。
3. 绘制标准曲线和计算回归方程时，也可以用测试液中皂苷和多糖的含量（mg/ml）。但计算百分含量时应核算体积、稀释倍数等因素。

【思考与作业】

1. 测定三七总皂苷和总多糖，分别用人参皂苷 Rg1 和葡萄糖做对照品有什么缺点？
2. 用 Sevag 法脱蛋白的原理是什么？

实验六　香籽含笑种子中挥发油的提取和鉴定

【概述】

香籽含笑（*Michelia hedyosperma* Low）又名八角香兰、山八角、香子楠、麻罕（傣语）、少母（基诺语）、吗喇（哈尼语）等，属木兰科含笑属常绿乔木，高 30~40m，胸径 60~100cm，为我国特有树种。分布在云南、广西、海南三省（区）局部地区。它的种子有消食、健脾胃的功效，是傣族、哈尼族、基诺族民间常用药。作为傣药，是我国初步整理出的第一批民族药 1200 个品种之一，已被编入《中国民族药志》（第一卷）。另外它的种子有八角香味，在西双版纳，少数民族主要把其作为珍贵的调味品。

香籽含笑种子中含有的非挥发性成分主要为苯丙素类，如香籽含笑苷 A～F，其结构分别如下：

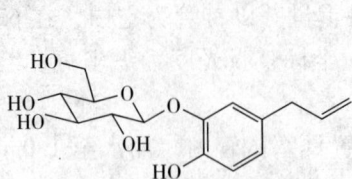

香籽含笑苷 A

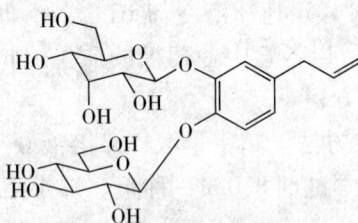

香籽含笑苷 B

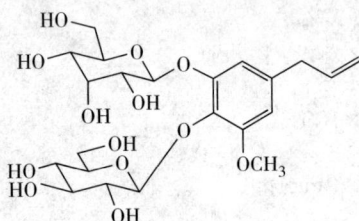

香籽含笑苷 C

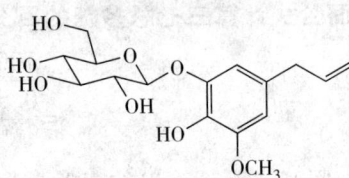

香籽含笑苷 D

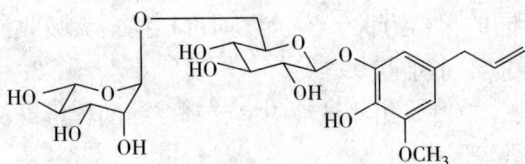

香籽含笑苷 E

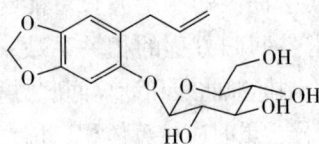

香籽含笑苷 F

另外还含有木脂素类成分，如：

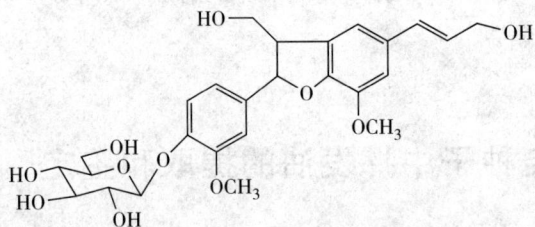

阿拉善苷C

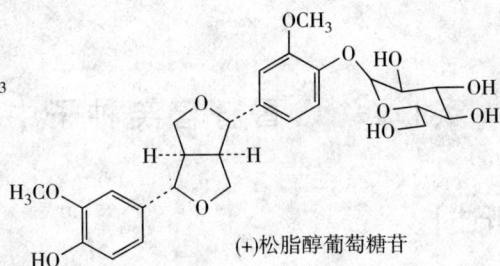

(+)松脂醇葡萄糖苷

【目的要求】

通过该实验，综合掌握挥发油提取和测定的方法以及 GC-MS 鉴定挥发性化学成分的原理和方法。

【实验原理】

香籽含笑种子中所含挥发油密度比水小，且难溶于水，因此可以用水蒸气蒸馏法提取和测定。

利用毛细管色谱柱对不同化合物的保留能力差别，使香籽含笑种子挥发油中的混合化学成分分离。然后再让各个成分通过质谱仪，采用 EI 电离方式获得各个化合物的质谱图，利用图谱库数据鉴别香籽含笑种子挥发油所含化学成分。

【实验材料】

1. 药材 香籽含笑种子。

2. 仪器 天平（感量万分之一），电热套（电炉），挥发油提取器（比重小于 1 型，具 0.1ml 刻度量管），GC–MS 仪，wiley7n. L 质谱数据库。

【实验内容】

1. 香籽含笑种子挥发油提取及测定 准确称量粉碎后的香籽含笑种子约 50g，置于 500ml 烧瓶中，加水适量，浸泡约 12 小时。架接挥发油提取装置，加热回流至提取器中的油状液体量不再增加，停止加热，自然冷却至室温。调节量管中液面至刻度 0 线上方 5mm 处为止，放置 1 小时以上，再开启活塞使油层下降至其上端恰与刻度 0 线平齐，记录挥发油的体积，收集挥发油。

2. 香籽含笑种子挥发油的 GC–MS 定性鉴别 色谱条件：HP 6890GC/5973MS 气相色谱–质谱联用仪（美国 Agilent Technologies）；FID 检测器。HP-5MS 石英毛细管柱（30m × 0.25mm，0.25μm）；柱温：起始 80℃，维持 10 分钟，然后以 3℃/min 的速度升温至 240℃维持 8 分钟；进样口温度：250℃；检测器温度：250℃；进样量：0.1μl；分流比：15∶1；载气为 N_2，流速 40ml/min；H_2流速 40ml/min；空气流速：400ml/min。

MS 条件：电离方式：EI；电子能量：70eV；质量范围：50～500；采用 wiley7n. L 质谱库检索定性。

3. 用下面公式计算香籽含笑种子中挥发油的体积百分含量（V/G）

$$X\% = \frac{v}{m} \times 100\%$$

其中：v 为挥发油的体积（ml）。

m 为称量的香籽含笑种子质量（g）。

4. 检索 wiley7n. L 图谱库，鉴别香籽含笑种子挥发油各峰归属。用归一化法初步估计各化合物在挥发油中的百分含量。

【注意事项】

1. 提取挥发油时，如果产生爆沸现象，可向烧瓶中加入几粒玻璃珠。
2. 色谱条件可根据分离实际情况进行适当调整。
3. 检索图谱库时，匹配度应大于 70%。

【思考与作业】

1. 提取相对密度大于 1 的挥发油时，应使用什么样的装置？
2. 本实验中，用归一化法判断各峰的百分含量是否正确？应该如何正确地计算？

实验七　地黄中环烯醚萜苷的提取和鉴定

【概述】

地黄为玄参科植物地黄 *Rehmannia glutinosa* Libosch 的新鲜或干燥块根。地黄属植物约有 6 种，主要分布于中国、朝鲜和日本，我国南北各省区均有分布。现主要为栽培品。因其地下块茎黄白色从而得名地黄，始载于《神农本草经》，被列为上品。地黄是国内外药材市场上的重要商品，也是诸多中成药的主要原料。根据炮制方法分为鲜地黄、生地黄和熟地黄，其药性和功效有较大的差别。其中怀地黄素有"怀参"之称，一直被视为地黄药材的上品，是医圣张仲景的"六味地黄丸"、"桂附地黄丸"、"杞菊地黄丸"、"知柏地黄丸"、"麦味地黄丸"、"明目地黄丸"等系列地黄丸的主要药材来源。

地黄中主要含有环烯醚萜苷类、地黄脑苷类、紫罗兰酮类、黄酮类、甾醇类、糖类、氨基酸类、挥发油类等多种类型化合物。环烯醚萜类化合物是地黄中含量最大的一类化合物。从不同地黄炮制品中分离得到的环烯醚萜类成分有梓醇、二氢梓醇、乙酰梓醇、筋骨草醇、6-*O*-*E*-阿魏酰基筋骨草醇、6-*O*-*Z*-阿魏酰基筋骨草醇、6-*O*-香草酰基筋骨草醇和 6-*O*-（4″-*O*-α -*L*-鼠李糖基）香草酰基筋骨草醇；京尼平苷二氢马鞭草苷、桃叶珊瑚苷、益母草苷、单蜜力特苷、蜜力特苷、筋骨草苷、去羟栀子苷、和 Jioglutoside A、B 以及 8-表番木鳖酸等。

环烯醚萜苷类成分为地黄药材的主要活性部位，体内实验表明，环烯醚萜苷具有抗炎、止痛、抗肿瘤、缓泻、降血糖、保肝及抗衰老等多种药理作用。地黄中主要化学成分及其理化性质如下：

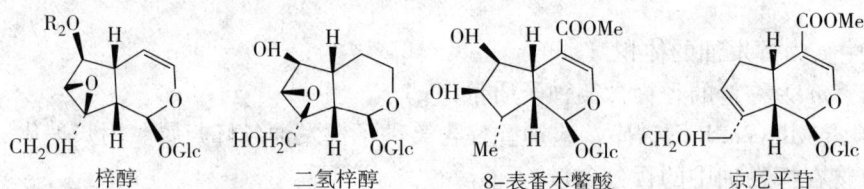

梓醇　　　　　二氢梓醇　　　　8-表番木鳖酸　　　　京尼平苷

（1）梓醇：易溶于水、甲醇、乙醇，微溶于乙酸乙酯，熔点 207℃ ~ 209℃ （分解），梓醇具有抗癌、神经保护、抗炎、利尿、降血糖、抗肝炎病毒等作用。

（2）二氢梓醇：易溶于甲醇和水，可溶于乙醇、丙酮和正丁醇，难溶于三氯甲烷、乙醚和苯等亲脂性溶剂，白色结晶，熔点 203℃ ~ 205℃ ，有抗癌、神经保护、抗炎降血糖等作用。

（3）8-表番木鳖酸：易溶于甲醇和水，可溶于乙醇、丙酮，无色针状结晶，熔点

129℃～132℃（甲醇），有保肝利胆、抗溃疡和调节中枢神经系统的作用。

（4）京尼平苷：易溶于乙醇、丙酮、乙酸乙酯，微溶于水，熔点 161℃～162℃，有抗炎、抗病毒、镇静、安神和降血脂等功效。

【目的要求】

1. 掌握从地黄中提取环烯醚萜苷的原理和方法。
2. 掌握环烯醚萜苷的理化性质和一般鉴别方法。
3. 设计出一套方案（包括准备工作、步骤、实验流程、预期结果）。

【实验原理】

根据地黄中梓醇、二氢梓醇、京尼平苷、8-表番木鳖酸以苷的形式共存于果实中，可采用甲醇提取，采用硅胶柱色谱进行分离、纯化。

【实验内容】

1. 提取分离 设计要求所选方法必须能够提取分离出地黄中的环烯醚萜苷。用流程图表示提取分离步骤。

2. 精制 设计要求所选方法能够除去地黄提取物中的蛋白质、氨基酸、多糖、黏液质等杂质，得到纯度较高的地黄环烯醚萜苷部位。

3. 鉴定 设计要求为所选方法简便易行，所选试剂为常用试剂。

（1）一般鉴别反应。

（2）色谱鉴别。

【注意事项】

1. 注意在进行设计性实验的过程中，同样应该采取实验室规范操作。
2. 要充分结合实验室条件，设计出合理并适合工业化生产工艺路线。

【思考与作业】

1. 通过实验你认为提取地黄中的环烯醚萜苷应注意哪些问题？
2. 你在文献中查阅到有哪些方法可用于精制环烯醚萜苷成分？

实验八 柴胡中皂苷类成分的提取、分离和鉴定

【概述】

柴胡主要为伞形科植物柴胡（*Bupleurum chinense* DC.）或狭叶柴胡（*Bupleurum scorzonerifolium* Willd.）的干燥根。柴胡具有和解表里、疏肝、升阳之功效。用于感冒发烧、寒热往来、胸胁胀痛、月经不调、子宫脱垂、脱肛等。现代研究证明，柴胡含有皂苷、挥发油及多糖类化合物。其中柴胡总皂苷（1.6%～3.8%）已被证明具有镇

静、止痛、解热、镇咳和抗炎等作用，是柴胡的主要有效成分。迄今已从柴胡属植物中分离出近 100 个三萜皂苷，均为齐墩果烷型，根据双键的位置可分为 5 种：Δ^{12}-齐墩果烷型；13-OCH_3，Δ^{12}-齐墩果烷型；$\Delta^{9(11),12}$-齐墩果二烯型（同环双烯）；$\Delta^{11,13(18)}$-齐墩果二烯型（异环双烯）；Δ^{11}-13，28-环氧-齐墩果烯型。其中柴胡皂苷（saikosaponin）a 和 d 等是柴胡的主要成分。柴胡皂苷 a、c、d 最早是由日本京都栽培柴胡的根中分离出的三种皂苷；后又由其中分离出柴胡皂苷 e 及柴胡皂苷 a、d 的单乙酰衍生物等。柴胡皂苷 a、d、c 的苷元分别为柴胡皂苷元 F、G、E（saikogenin F、G、E），柴胡皂苷 e 的苷元和柴胡皂苷 c 苷元相同。柴胡皂苷 a 和 d 具有明显抗炎作用和降低血清胆固醇和甘油三酯作用，柴胡皂苷 c 则无此种活性；柴胡皂苷 a 及柴胡皂苷元 A 对实验动物有镇静、解热等作用，与中药柴胡临床疗效相一致。柴胡对实验性肝损伤有明显疗效，并有利胆作用，这与中医认为柴胡具有疏肝解郁的功效也是一致的。

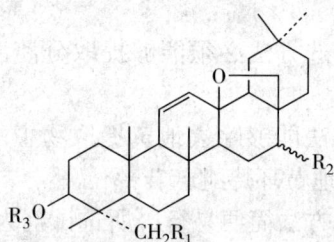

	R_1	R_2	R_3
柴胡皂苷元 F	OH	β-OH	H
柴胡皂苷 a	OH	β-OH	-fuc (3→1) glc
柴胡皂苷 d	OH	α-OH	-fuc (3→1) glc
柴胡皂苷元 E	H	β-OH	H
柴胡皂苷 c	H	α-OH	-fuc (6→1) glc (4→) rha
柴胡皂苷 e	H	α-OH	-fuc (3→1) glc

柴胡皂苷 b_1、b_2、b_3、b_4 是在提取过程中由柴胡皂苷 a 和 d 形成的，因此柴胡皂苷在提制过程中控制提取条件是十分重要的。

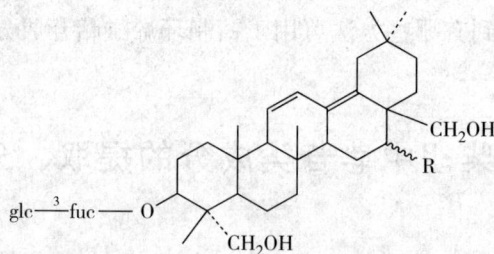

柴胡皂苷 b_1　R=β-OH
柴胡皂苷 b_2　R=α-OH

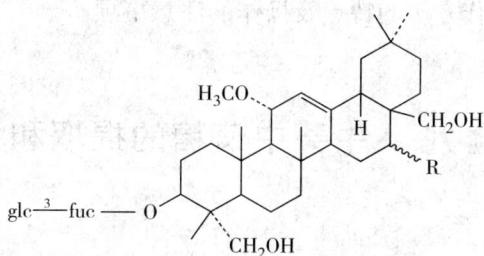

柴胡皂苷 b$_3$ R=β-OH
柴胡皂苷 b$_4$ R=α-OH

【目的要求】

1. 掌握从柴胡中提取皂苷类成分的原理和方法。

2. 掌握皂苷类成分提取分离的基本操作方法。

3. 掌握皂苷类成分的鉴别方法。

4. 熟悉皂苷水解得到皂苷元和糖的各种方法。

5. 设计出一套方案（包括准备工作、步骤、实验流程、预期结果）。

【实验原理】

利用柴胡皂苷类的溶解性能进行提取，根据柴胡中各皂苷的性质进行分离和鉴定。

【实验内容】

（一）提取与分离

设计用以下方法提取分离。

1. 水提取法结合大孔树脂吸附法。

2. 醇提取结合系统溶剂萃取法。

3. 醇提取结合溶剂沉淀法。

4. 硅胶柱色谱法（采用不同的溶剂系统，经多次反复分离）。

5. 制备性 TLC 法。

6. 制备性 HPLC 法。

7. 胆甾醇沉淀法。

（二）鉴定

1. Liebermann-Burchard 反应。

2. CHCl$_3$-浓硫酸试验。

3. 五氯化锑反应（Kahlenberg 反应）：与五氯化锑的三氯甲烷溶液呈紫蓝色。

4. Molish 反应。

5. 薄层色谱硅胶薄层，展开剂为三氯甲烷-甲醇-水（65∶35∶10，下层）、正丁醇-乙酸-水（4∶1∶5，上层），显色剂为 10%硫酸溶液或香草醛-浓硫酸试剂。

【思考与作业】

1. 为什么在提取柴胡皂苷时常加入吡啶等碱性溶液?

2. 试述各种提取皂苷方法的特点及操作的注意事项。

实验九　牛蒡中菊糖的提取和鉴定

【概述】

牛蒡根为菊科植物牛蒡 *Arctium lappa* L. 的根，别名树根菜、大力子、牛菜等。为二年生草本药食两用蔬菜，分布于全国各地。牛蒡含有多种生物活性物质，有健胃、益气、利尿、泻下、滋阴壮阳、清热解毒、抑菌消炎之功效。牛蒡根中富含菊糖、纤维素、蛋白质、钾、钙、镁、铁等人体所必备的矿物质和氨基酸，有较高的营养价值。菊糖又称菊粉，是 D-呋喃果糖以 2β→1 糖苷键相连的多聚果糖，末端以 α1→2 糖苷键连接一分子葡萄糖，聚合度一般在 2~60，菊糖具有多种生物活性，如清除自由基、止咳、促进肠道内双歧杆菌和乳酸菌的生长和增殖、抑制病原菌、长效释放能量、替代脂肪等作用。另外菊糖属于不消化性碳水化合物，可有利于减少糖尿病人对胰岛素的依赖性和需要，控制血糖水平，长效释放能量还可以预防糖尿病人的低血糖，因此牛蒡也适用于糖尿病患者食用。

【目的要求】

1. 掌握从牛蒡根中提取菊糖的原理和方法。
2. 熟悉常用的多糖提取液中脱去蛋白质的方法。
3. 熟悉菊糖的一般理化性质。
4. 设计出一套方案（包括准备工作、步骤、实验流程、预期结果）。

【实验原理】

菊糖是 D-呋喃果糖以 2β→1 糖苷键相连的多聚果糖，末端以 α1→2 糖苷键连接一分子葡萄糖，聚合度一般在 2~60 的多糖，可采用热水或酶法辅助进行提取，使用 Sevag 法脱去蛋白质进行纯化，采用紫外分光光度法进行含量测定。

【实验内容】

1. 文献的查阅和方案的设计。
2. 各组对实验方案的集体讨论。
3. 教师对实验方案进行审核，提出问题，各组对实验方案进行修正。
4. 实验试剂及仪器的准备。
5. 实验的开展。
6. 产物的定性定量分析。
7. 结果的分析与讨论。

【注意事项】

1. 注意在进行设计性实验的过程中，同样应该采取实验室规范操作。

2. 要充分结合实验室条件设计出合理的可实施的实验方案。

【思考与作业】

1. 多糖在提取纯化过程中应注意哪些问题？
2. 多糖的含量测定方法有哪些？

实验十　甘草中甘草酸的分离纯化

【概述】

甘草为豆科植物甘草 *Glycyrrhiza uralensis* Fisch.、胀果甘草 *Glycyrrhiza inflata* Bat. 或光果甘草 *Glycyrrhizaglabra* L. 的干燥根及根茎，具有补脾益气、清热解毒、祛痰止咳、缓急止痛、调和诸药之功效，用于脾胃虚弱、倦怠乏力、心悸气短、咳嗽痰多、脘腹四肢挛急疼痛、痈肿疮毒，缓解药物毒性及烈性。炙甘草补脾和胃，益气复脉，用于脾胃虚弱、倦怠乏力、心动悸、脉结代。

甘草的主要成分是三萜皂苷类成分甘草酸（glycyrrhizic acid）及其苷元甘草次酸（glycyrrhetic acid），另含有黄酮类化合物甘草苷（liquiritin）。这些成分均具有一定的甜味，相应的结构和理化性质如下。

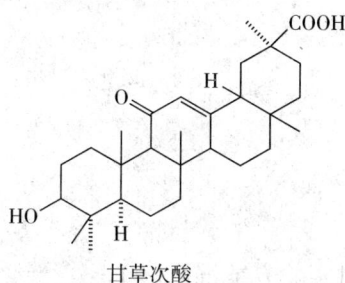

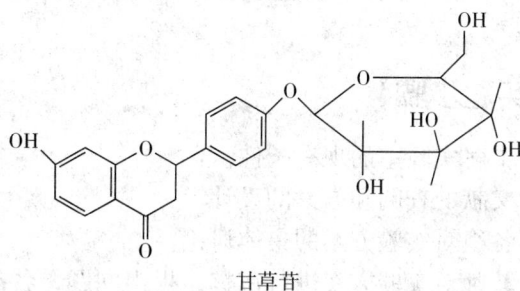

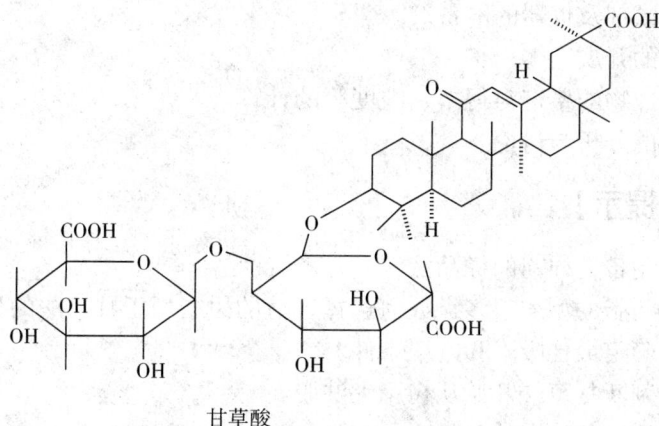

甘草次酸

甘草苷

甘草酸

（1）甘草酸：由冰乙酸中结晶出的为无色柱状结晶，熔点220℃（分解）；其水溶液有微弱的起泡性及溶血性。甘草酸可以钾盐或钙盐形式存在于甘草中，其盐易溶于水，于水溶液中加稀酸即可析出游离的甘草酸。

（2）甘草次酸：可用甘草酸与 5% 稀硫酸作用，进行水解后得到。为针状结晶，熔点 295℃。不溶于水，易溶于乙醇或三氯甲烷。

（3）甘草苷：为白色结晶粉末，其一水合物为无色针状结晶（稀乙醇或水），熔点 212℃。

甘草酸和甘草次酸均具有较好的皮质激素样作用和抗炎抗免疫作用。此外，甘草中还含有生物碱、多糖、木脂素等成分，在提取甘草酸的过程中，应将它们作为杂质而除去。

【目的要求】

1. 掌握从甘草中提取、纯化甘草酸的原理和方法。
2. 熟悉大孔树脂的前处理方法以及在天然药物化学成分提取分离中的应用。
3. 掌握甘草酸的理化性质和鉴别方法。
4. 设计出一套方案（包括准备工作、步骤、实验流程、预期结果）。

【实验原理】

大孔树脂是一类有机高聚物吸附剂，具有大孔网状结构和较大的比表面积，可通过物理吸附从水溶液（或其他溶液）中选择性地吸附有机物。大孔树脂具有物理化学稳定性高、选择性好、再生处理方便等特点，目前在天然药物的成分分离中应用得越来越广泛。

【实验步骤】

1. 了解实验室的现有条件。
2. 文献的查阅和方案的设计。
3. 各组对实验方案的集体讨论。
4. 教师对实验方案进行审核，提出问题，各组对实验方案进行修正。
5. 实验试剂及仪器的准备。
6. 实验的开展。
7. 目标产物的鉴定与得率、纯度等的计算。
8. 结果的分析与讨论。

【问题提示】

1. 如何制备上样前的样品液？
2. 大孔树脂的型号很多，如何选择合适的树脂用于甘草酸的分离？
3. 如何确定最佳吸附和洗脱条件？
4. 如何判断甘草酸开始从树脂上洗脱？
5. 如何测定甘草酸的含量？

实验十一 卷柏黄酮片的制备工艺、质量标准设计性实验

【概述】

中药卷柏是我国一种常用中药,为卷柏科植物卷柏 *Selaginella tamariscina* (Beauv.) Spring 或垫状卷柏 *Selaginella pulvinata* (hook. etGrev.) Maxim. 的干燥全草。全世界约有 700 种,我国约有 50 种,分布广泛。其中,河南省伏牛山区分布多达 12 种。全年均可采收,除去须根和泥沙,晒干。性辛,平。归肝、心经。具有活血通经之功效。用于经闭痛经,癥瘕痞块,跌扑损伤等症。卷柏炭化瘀止血,用于吐血,崩漏,便血,脱肛等症。

卷柏中的化学成分主要有穗花杉双黄酮 (amentoflavone)、异柳杉双黄酮 (isocryptomerin)、扁柏双黄酮 (hinokiflavone)、苏铁双黄酮 (sotetsuflavone) 及芹菜素 (apigenin) 等。卷柏药材所含的黄酮苷类成分总称为卷柏总黄酮。

卷柏总黄酮为药材卷柏的主要活性部位。体内试验表明,卷柏总黄酮可显著降低四氧嘧啶所致糖尿病大鼠高血糖,对正常大鼠血糖无显著影响。其降低血糖机制可能与影响胰岛 B 细胞功能,保护 B 细胞不受损伤,促进胰岛细胞修复,增加胰岛素的生物合成,增加组织对糖的转化利用等有关;卷柏总黄酮能降低小鼠血清 IgG、IgM、IgA 的含量,但对小鼠胸腺、脾脏及 T 淋巴细胞 α-醋酸萘酯酶活性没有影响,即影响主要是在体液免疫方面,而对细胞免疫方面无明显影响。此外采用动物实验结合报告及基因技术研究后发现,卷柏总黄酮具有雌激素活性,且卷柏激活基因转录主要是通过 ERβ 介导的。

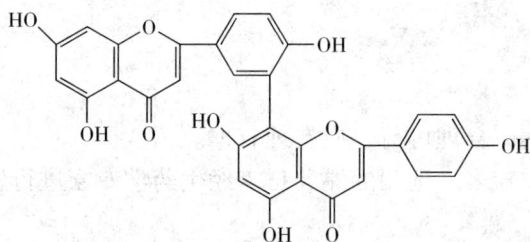

穗花杉双黄酮

【实验目的】

1. 通过卷柏总黄酮提取纯化工艺与质量控制方案的设计和研究,掌握聚酰胺用于黄酮类化学成分纯化的主要影响因素和工艺参数考察的方法,掌握中药五类新药原料的质量控制方法及技术要求。

2. 通过设计并完成中药五类新药卷柏黄酮片的临床前药效学实验研究,掌握中药五类新药研究程序和中药新药申报资料的技术要求。

【实验要求】

1. 设计卷柏总黄酮的提取纯化工艺，并制定卷柏总黄酮的质量控制标准，使有效部位含量占提取物的50%以上。

2. 以卷柏总黄酮为原料设计中药五类新药的药学和药理毒理研究，达到五类中药新药研究技术要求。

3. 通过谨慎严密的思考，设计出一套相关实验研究方案，设计完成以后，实验小组之间进行对比讨论，得出最好的实验路线。

【实验内容】

1. 实验方案的制定

（1）卷柏总提取物的提取工艺的设计：包括评价指标的选择，提取方法的选择及提取工艺参数的设计等。

（2）卷柏总黄酮纯化工艺的设计：包括评价指标的选择，纯化方法的选择及纯化工艺参数的设计等。

（3）卷柏总黄酮片制备工艺研究。

（4）卷柏总黄酮片的质量标准研究：控制成品质量的指标成分、质量控制的有关内容和测定方法。

（5）卷柏黄酮片的药效学研究及毒理研究方法设计。

2. 实验准备 依据实验方案，向实验教学中心提交所需试药和实验材料清单。

3. 实验操作 按照拟定的实验方案进行实验，并按要求作原始记录。

4. 分析与总结 实验完成后，根据原始记录，按要求完成实验报告，并根据产品的质量、产率、成本等因素对实验方案的合理性、可行性等进行自我评价；各小组进行讨论得出最佳的实验方案。

【注意事项】

1. 所设计实验方案应合理可行，应有理有据。

2. 卷柏属植物种类较多，选用的原药材需经生药学专家进行鉴定。

【思考与作业】

1. 完成一篇卷柏现代研究的文献综述，主要包括卷柏的资源、化学成分、药理作用、临床应用。

2. 常用的天然药物有效部位提取工艺的优选方法有哪些？

3. 简述聚酰胺用于天然药物有效部位纯化的主要影响因素和关键工艺参数的确定原则。

4. 试述五类中药新药临床前药学研究的申报资料要求。

参考文献

[1] 黄剑，赵陆华，邹巧根，等. 补骨脂化学成分及药理研究进展 [J]. 药学进展，2000，24（4）：212-214.

[2] 钟玉环，沈国林，原梅，等. 补骨脂素和异补骨脂素对体外细胞色素 P450 酶活性的抑制和诱导作用 [J]. 中国药理学与毒理学杂志，2012，26（4）：522-527.

[3] 范菊娣. 从补骨脂中分离鉴定补骨脂素和异补骨脂素 [J]. 贵阳医学院学报，2003，28（2）171-174.

[4] 丁家欣，张秋海，张玲. 不同产地补骨脂中补骨脂素和异补骨脂素的含量测定 [J]. 中药材，2004，27（11）：817-818.

[5] 郭力. 中药化学实验 [M]. 北京：科学出版社，2008.

[6] 李医明. 中药化学实验 [M]. 北京：科学出版社，2009.

[7] 肖崇厚. 中药化学 [M]. 上海：上海科学技术出版社，1997.

[8] 刘友平. 中药综合性与设计性实验 [M]. 北京：科学出版社，2008.

[9] 宋小妹. 中药化学成分提取分离与制备 [M]. 2版. 北京：人民卫生出版社，2009.

[10] 王俊儒. 天然产物提取分离与鉴定技术 [M]. 西安：西北农林科技大学出版社，2006.

[11] 杨月. 天然产物化学实验 [M]. 北京：中国医药科技出版社，2006.

[12] 国家药典委员会. 中华人民共和国药典 [M]（一部）. 2010版. 北京：中国医药科技出版社，2010：251.

[13] 王国才，胡永美，张晓琦，等. 穿心莲的化学成分 [J]. 中国药科大学学报，2005，5：405-407.

[14] 吴立军. 天然药物化学实验与指导 [M]. 北京：人民卫生出版社，2011.

[15] Xian-You Wang, Dong Wang, Xiao-Xiama, Ying-Jun Zhang and Chong-Ren Yang. Two new dammarane-type bisdesmosides from the fruit pedicels of panax notoginseng [J]. Heivetica Chimica acta, 2008, 91：60-66.

[16] 王先友，杨浩，刘蕾. 生熟三七中多糖的含量比较研究 [J]. 河南大学学报（医药版），2010，29（4）：235-236.

[17] 邱细敏，卢岳华，沈品. 不同产地白术多糖含量测定 [J]. 中国药业，2005，14（4）：40-41.

[18] 李运兴. 南亚热带城市绿化新秀-香梓楠 [J]. 资源保护与利用，2008，6（5）：74-75.

[19] Xian-You Wang, Min Xu, Chong-Ren Yang, Ying-Jun Zhang. Phenylpropanoidglycosides from the seeds of michelia hedyosperma [J]. Food Chemistry, 2011, 126：1039-1043.

[20] 杨云，张晶，陈玉婷. 天然药物化学成分提取分离手册 [M]. 北京：中国中医药出版社，2007.

[21] 李克明，陈玉武，张永文．正交试验优选浸渍法提取柴胡皂苷的工艺条件［J］．中成药，2003，25（7）：588-589．

[22] 郝林华，陈靠山，李光友．牛蒡菊糖及其制备方法的研究［J］．中国海洋大学学报，2004，34（3）：423-428．

[23] 郝林华，陈磊，仲娜，等．牛蒡寡糖的分离纯化及结构研究［J］．高等学校化学学报，2005，26（7）：1242-1247．

[24] 曹泽虹，董玉玮，苗敬芝，等．酶法提取牛蒡菊糖的研究［J］．食品工程·技术，2009，11：143-145．

[25] 李端．中药化学［M］．北京：人民卫生出版社，2005．

[26] 梁盛业．木兰科含笑属一种有价值的新植物——香籽含笑［J］．广西植物，1981，2：32-33．

[27] 刘世彪，刘祝祥，江德应，等．华中木兰和乐昌含笑种子油的提取及成分分析［J］．中国油脂，2010，4：68-71．

[28] 陈中坚，孙玉琴，柯金虎，等．三七总皂苷的含量测定方法研究［J］．特产研究，2002，3：37-40．

[29] 崔秀明，董婷霞，陈中坚，等．三七多糖成分的含量测定及其变化［J］．中国药学杂志，2002，11：18-20．

[30] 刘岩，范开，李龙军，等．三七多糖的含量测定方法及不同部位多糖的含量变化研究［J］．中国实验方剂学杂志，2012，19：118-120．